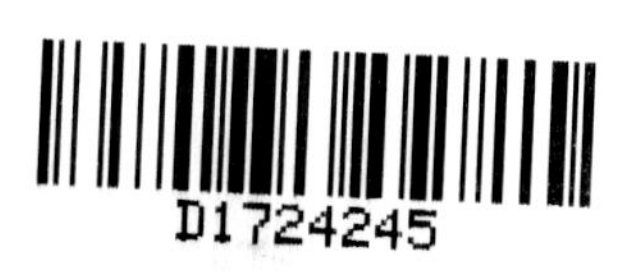
D1724245

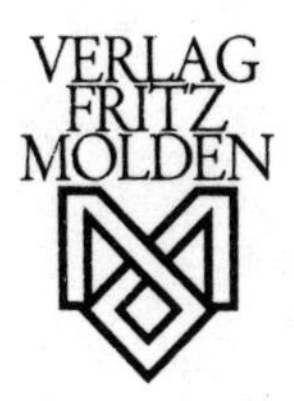
VERLAG
FRITZ
MOLDEN

Dr. med. Edith Lauda

# DAS TRAININGSBUCH FÜR SCHÖNHEIT UND GESUNDHEIT

## Ratschläge und Übungen nach der neuen Methode der Ismakogie

Unter Mitarbeit von
Gertrude Pfannenstiel
Mit 48 Zeichnungen von Helga Meseck

VERLAG FRITZ MOLDEN · WIEN-MÜNCHEN-ZÜRICH

*Meiner langjährigen Freundin*
*und strengen Lehrmeisterin,*
*der Schöpferin der Ismakogie,*
*Frau Anne Seidel, gewidmet*

2. Auflage
8.–11. Tausend

Copyright © 1975 by Verlag Fritz Molden, Wien-München-Zürich
Alle Rechte vorbehalten
Schutzumschlag und Ausstattung: Hans Schaumberger, Wien
Lektor: Helga Zoglmann
Technischer Betreuer: Wilfried Ertl
Schrift: Elf Punkt Garamond-Antiqua
Satz: Filmsatzzentrum Deutsch-Wagram
Druck und Bindearbeit: Welsermühl, Wels
ISBN 3-217-00657-7

# Inhalt

# Anstelle eines Vorwortes ...

Es begann bei einem Morgenspaziergang, den wir, meine langjährige Freundin Gertrude Pfannenstiel und ich, als tägliches Ritual zelebrierten, in der Umgebung von Velden am Wörthersee, wo wir ein paar wunderschöne Wochen verbrachten.

Frau Pfannenstiel ist Leiterin der Bibliothek des Österreichischen Rundfunks und – nebenbei gesagt, lernten wir uns bei einem Interview kennen, wobei ich die Befragte und sie die Fragestellerin war. Dieses Interview, das von Sommersprossen und deren Entfernung handelte, wurde zum Grundstein einer Freundschaft, die weder durch arbeitsbedingte Intervalle noch räumliche Trennung verflachen konnte. Im Gegenteil.

Es war ganz früh am Morgen, die Luft noch kühl und frisch, und das gleichmäßige, rhythmische Aufsetzen der Füße trieb meiner Freundin, die normalerweise die Morgenstunden nicht sehr schätzte, langsam aber sicher den Schlaf aus den Gliedern. Tiefer Friede war um uns. Hie und da fiel eine Bemerkung, als Fortsetzung irgendeines Gedankens, der uns beschäftigte, doch nicht mit der Absicht, den Gleichklang unserer Schritte durch ein echtes Gespräch zu unterbrechen oder zu stören.

„Du glaubst gar nicht, wie wenige Leute richtig gehen“, sagte ich einmal in die Stille hinein. Es kam einer Feststellung gleich und war kaum als Aufforderung zu einer Gegenrede gedacht. Doch sie tat es, mehr oder weniger gedankenlos, eher auf billigen Beifall aus und ganz und gar von sich selbst überzeugt:

„Aber ich – ich gehe doch richtig?"

Ein kurzer, prüfender Blick, eine Pause. Dann:

„Nein, auch du gehst falsch."

„Ich – *was*?"

Ich fühlte den Schock, den diese Kritik ihr verpaßt hatte und fügte dann abschwächend und fast entschuldigend hinzu:

„Nun ja, es ist nicht so schlimm, aber du schwingst zum Beispiel die Hüften zu stark seitwärts und setzt die Füße falsch auf. Den linken Fuß ärger als den rechten."

Und dann bekam sie die erste Lektion in *Ismakogie* zu hören, der noch viele weitere folgen sollten – und die schließlich auch den Impuls zu diesem Buch setzten.

Eines ist klar: Wer sich einmal mit dem Grundsätzlichen dieser auf vollkommener Natürlichkeit aufgebauten Bewegungslehre vertraut gemacht hat, wird nie mehr mit ruhigem Gewissen nach Herzenslust in einer Ecke lümmeln können, noch beim Sitzen mit der gewohnten früheren Unbekümmertheit die Beine übereinanderschlagen. Beim Gehen wird man bewußt versuchen, die Füße richtig zu setzen und abrollen zu lassen – und sogar noch Spaß dabei finden. Die Belohnung für diese anfängliche Mühe folgt sozusagen auch auf dem Fuße: Täglich wird man sich besser, gesünder und, schließlich als unausbleibliche Folge, hübscher finden. Sie werden es in den Augen Ihrer Mitmenschen bestätigt sehen.

Und sollte das mahnende Gewissen eines Tages zu

schwach gegen den ständigen, stündlichen Kampf mit dem eigenen Schweinehund werden – ein Blick auf die nächste Umgebung genügt, um es wieder stark werden zu lassen. Bis eines Tages der Kampf ausgefochten ist, die Mühe sich gelohnt hat: ein neuer, besserer, gesünderer Mensch ist daraus hervorgegangen, der „Ja" zum Leben sagt – ganz gleich, was es auch bringen mag.

*Edith Lauda*

# I. Allgemeines

## 1. Wohlstandsverwahrlosung

Nicht nur die Welt scheint aus den Fugen, sondern auch die Menschen, die auf ihr leben. Auf der einen Halbkugel sterben sie an Hunger, auf der anderen fressen sie sich zu Tode. Einerseits sind es die verhältnismäßig jungen Zweigwissenschaften der Medizin, die Gerontologie, die Lehre vom alternden Menschen, und die Geriatrie, die dahin zielen, das Leben der älteren Menschen nicht nur physisch, sondern auch psychisch zu verlängern – anderseits bemühen sich die jungen Leute aus Leibeskräften, dieses so erstrebenswerte Alter überhaupt nicht zu erreichen. Johann Nestroy hat es auf seine bissige Weise sehr treffend formuliert: „. . . ja, ja, lang leben will halt alles, aber alt werden will kein Mensch" –

Der Wohlstand, der uns nach dem Zweiten Weltkrieg so überraschend ins Haus fiel, war etwas, woran man kaum mehr zu glauben wagte. Endlich, endlich ging es nicht nur einigen wenigen, sondern vielen sehr gut. Man konnte sich nach langen Mühen und Plagen etwas leisten. Doch so widersinnig es klingen mag, nicht nur unser Magen wurde genährt, auch der Wurm, der wohlversteckt im schönsten Apfel ruhen kann, fing an sich zu regen. Die Wohlstandsgesellschaft produzierte nicht nur Farbfernsehapparate, Waschmaschinen, Fertighäuser, Traumküchen, Autos, Schwimmbassins und andere Köstlichkeiten am laufenden Band, sondern als Begleiterscheinung dazu Ansätze zu Krankheiten; allen voran die Trägheit, die in Faulheit jeden Grades ausarten kann und von der in erster Linie die Jungen, die Kinder unserer modernen Wohlstandsgesellschaft, befallen werden beziehungsweise bereits befallen sind.

Die Physik versteht unter *Trägheit* die Eigenschaft einer Masse, allgemein jeder Form von Energie, einer Änderung der Geschwindigkeit nach Größe oder Richtung zu widerstehen. Die Psychologen wiederum verstehen darunter ein zu Passivität neigendes Verhalten gegenüber den Anforderungen des Lebens. An Hand eines Beispiels sei dargestellt, was *wir* darunter verstehen:

Taxilenker sind an und für sich Philosophen. Sie kommen mit den verschiedensten Menschentypen zusammen und haben die verschiedensten Aufträge auszuführen. Ein Gespräch mit einem solchen „Mietkutscher" eröffnet neue Perspektiven und ist gleichzeitig eine Fundgrube für soziologische Studien. So ist es beileibe kein Einzelfall mehr, daß per Taxi Zigaretten ins Haus bestellt werden; wobei der Zigarettenladen einen Häuserblock, der nächste Taxistandplatz dagegen doppelt soweit entfernt – das Telefon aber griffbereit zur Hand ist. Das Zigarettenholen ist bereits zur körperlichen Anstrengung geworden, die der Trägheit, sprich „Bequemlichkeit", zuwiderläuft. Ein Beispiel unter vielen.

Was jedoch die wenigsten zur Kenntnis nehmen wollen, ist die Tatsache, daß diese Bequemlichkeit, die man mit Geld kaufen kann und im Moment sicherlich als angenehm empfindet, sich an unserem Körper rächt. Zunächst nur an unserem Körper. Doch es besteht kein Zweifel, daß in weiterer Folge auch unsere geistige Haltung davon gravierend beeinflußt wird. Viele kluge Leute haben darüber schon geschrieben, allen voran La Rochefoucauld in seinen „Maximen und Reflexionen", aber vielleicht hat Johann Gottfried Seume es am treffendsten formuliert, und das bereits vor zweihundert Jahren: „Faulheit ist Dummheit des Körpers und Dummheit Faulheit des Geistes".

Zur Faulheit unserer Tage gesellen sich früher oder später Fettleibigkeit, Haltungsschäden, Unterfunktionen ganzer Muskelgruppen, die zu körperlichem Unbehagen und letztlich zu Krankheiten führen müssen.

Das ist die Kehrseite unseres Wohlstandes. Es ist also hoch an der Zeit, selbsttätig das Beste zu tun; wenn schon nicht für die natürliche Schönheit, weil diese angeblich altmodisch geworden ist – es sei denn, die Nostalgiewelle schwemmt auch dieses Verlangen wieder an die Oberfläche –, so doch für die Gesundheit. Und hier wieder nicht nur für die organbedingte Gesundheit, sondern auch für das psychische Gleichgewicht: Das „in Ordnung halten" des äußeren wie auch des inneren Menschen einschließlich seiner Gedanken; oder das „wieder in Ordnung bringen" – das ergibt den Gleichklang von Psyche und Körper, ergibt die Harmonie eines Menschen. Die durch diese Harmonie bedingte positive Ausstrahlung erfährt – durch die Umwelt, durch die Mitmenschen reflektiert – eine wesentliche Verstärkung der Harmonisierung.

## 2. Körperform – Körpergewicht

In der heutigen Zeit ist ein Großteil der Menschen der westlichen Welt übergewichtig, und sogar aus der Sowjetunion erreichen uns diesbezüglich bereits alarmierende Nachrichten. In der Bundesrepublik Deutschland, in Österreich und in der Schweiz ist ein hoher Prozentsatz der Schulkinder geradezu fettleibig! Die Schuld daran trägt aber in den seltensten Fällen eine Erkrankung der Drüsen mit innerer Sekretion, eher ein fehlerhaftes Verhalten der Eltern, was die Eßgewohnheiten betrifft. Schlechtes Beispiel macht sehr oft aus einem normalen Esser einen Vielfraß.

Ebenso falsch ist es, ein gesundes Kind zum Essen zu nötigen, womöglich noch unter Androhung einer Strafe: „Wenn du nicht aufißt, darfst du nicht spielen gehen". Bei einem vollen Teller ist noch kein Kind verhungert. In vielen Fällen ist bereits der „herzige" Baby-Speck die Basis für spätere Fettleibigkeit. Durchschnittlich 70 Prozent der Frauen und 36 Prozent der Männer sind übergewichtig.

Dazu kommt der chronische Mangel an der so notwendigen Bewegung. Unsere Kinder *gehen* nicht mehr zur Schule, sie werden mit dem Auto hingebracht. Sie laufen nicht mehr die Stiegen hinauf, sie fahren mit dem Aufzug. Die Wochenendausflüge mit den Eltern bestehen meistens darin, viele Kilometer per Auto zurückzulegen. So wundert es nicht, wenn Kinder schlechter situierter Eltern gesünder und widerstandsfähiger sind. Nur in der Bewegung, so unbequem sie auch sei, ist Leben. Die dreifache Olympiasiegerin Wilma Rudolph wuchs als fünftes von acht Kindern auf und erkrankte im Alter von vier Jahren an doppelseitiger Lungenentzündung und Scharlach. Zurück blieb eine Lähmung an einem Bein. Mit elf Jahren spielte sie bereits in einer Basketballmannschaft mit, um schließlich mit zwanzig Jahren in Rom Triumphe zu feiern. Sie ist ein berühmtes, aber sicher nicht das einzige Beispiel für die Richtigkeit des Leitsatzes „Leben ist Bewegung".

Für die Generation, die den Krieg bewußt mitgemacht und den Hunger am eigenen Leib verspürt hat, kommt noch etwas dazu: Nur nichts verderben lassen! Der „Hausfrauenspeck", der dadurch entsteht, daß eben Reste noch rasch vertilgt werden müssen, ist die oft nur mühsam wiedergutzumachende Folge falscher Sparmaßnahmen im Haushalt. Gepaart mit einseitiger, oft sogar unrichtiger Bewegung gipfelt die ganze Trostlosigkeit der Situation in dem Ausruf: „Ich mache den ganzen lieben Tag Bewegung und nehme trotzdem kein Gramm ab!"

Wie unerhört das Problem der Fettleibigkeit ist, mag die Tatsache unterstreichen, daß in den USA die Übergewichtigkeit beziehungsweise Fettleibigkeit als Krankheit bezeichnet wird; und zwar als Krankheit, die noch vor Krebs- und Infektionserkrankungen der Gesundheitsfeind Nummer eins ist.

Was ist nun normal, was ist übergewichtig?

Eine allgemeingültige Norm für das Körpergewicht aufzustellen ist schwierig, weil das spezifische Gewicht der Gewebe verschieden ist. Das spezifische Gewicht eines Körpers ist die Zahl, die angibt, wievielmal schwerer – oder leichter – der betreffende Stoff ist als das gleichgroße Volumen einer Vergleichssubstanz. Zum Vergleich dient Wasser von 4 Grad Celsius, dessen Dichte gleich 1 gesetzt wird. Wenn also Knochen das spezifische Gewicht 2,0 aufweisen, so heißt das, daß ein Kubikzentimeter Knochensubstanz zweimal so schwer ist als ein Kubikzentimeter Wasser von 4 Grad Celsius, oder daß Fettgewebe sich zu einem Kubikzentimeter Wasser verhält wie 0,94 zu 1. Zum Errechnen von Durchschnittswerten gibt es verschiedene Formeln. Der französische Arzt und Anthropologe Paul Broca, der als erster das Sprachvermögen in einer bestimmten Windung des Vorderhirns lokalisierte, hat die Formel für das Normalgewicht eines Menschen folgendermaßen bestimmt: Sollgewicht ist gleich Körperlänge in Zentimeter minus hundert. Bei hochgewachsenen Menschen ergibt diese Formel aber viel zu hohe Werte.

Univ.-Prof. Doz. Dr. Irsigler, Wien, ergänzt in einer vom Österreichischen Bundesministerium für Gesundheit und Umweltschutz herausgegebenen Ernährungsfibel: der nach Broca errechnete Wert minus 15 Prozent bei Frauen und 10 Prozent bei Männern.

Es gibt Waagen, deren Einstellung feinen, mittleren, groben Knochenbau, Alter sowie Geschlecht berücksichtigt. Dann ist neben dem tatsächlichen Gewicht auch abzulesen, um wie viele Kilogramm man zuwenig oder zuviel mit sich herumträgt.

Die normale Gewichtszunahme zwischen dem 25. und dem 50. Lebensjahr beträgt fünf Kilo. Die maximale Lebenserwartung gesunder Menschen – so wurde nachgewiesen – ist dann gegeben, wenn das zwischen dem 25. und dem 30. Lebensjahr erreichte Körpergewicht beibehalten wird.

In bezug auf die Ästhetik des Körperumfanges vor allem der weiblichen Linie gibt es Meinungsverschiedenheiten; nicht nur nach geographischen und rassischen Gesichtspunkten, sondern auch nach den Gesetzen der jeweiligen Moderichtung. Doch dabei sind krasse Abweichungen von der Norm eigentlich Eintagsfliegen. Der überdimensionale Busen einer Anita Ekberg entfesselte Lachstürme in den Kinos, während das andere Extrem, die Figur einer „Twiggy", für den Normalverbraucher bar jeglichen Reizes war.

Jedenfalls ist in den seltensten Fällen das Fett gleichmäßig über den ganzen Körper verteilt, sondern sucht sich mit Vorliebe so hübsche Stellen wie Hüften, Oberschenkel, Bauch und eventuell sogar Rücken aus. In diesen Fällen des lokalisierten Fettansatzes nützen alle Fastenkuren und Reduktionsdiäten aber schon gar nichts. Eine reduzierte Kalorienzufuhr bewirkt nur, daß der Körper sich die fehlenden Kalorien dort holt, wo er sie leicht bekommt; und das ist überall, nur nicht bei den lästigen und unerwünschten Fettpolstern, die schon bindegewebig umschlossen und daher schlecht durchblutet sind.

Diese lokalisierten Fettablagerungen sind fast ausschließlich bei Frauen zu beobachten und können eventuell auch durch die Anti-Baby-Pille, also hormonbedingt, hervorgerufen worden sein. Bei Männern wieder dominiert der mächtig vorgewölbte Magen, der ein typisches Zeichen zu oberflächlicher oder falscher Atmung ist (siehe „Atmung").

# 3. Schlank sein, schlank werden, Diät

Die Rache der Frauen am starken Geschlecht besteht angeblich darin, daß sie ihre Männer aus „Liebe“ zu Tode füttern. Daran mag etwas Wahres ein. Dicke Männer sind im allgemeinen phlegmatischer, gemütlicher, friedlicher als dünne, das heißt, sie sind eher seßhaft und tummeln sich weniger in Nachbars Garten. Außerdem stört sie ein paar Kilo Übergewicht kaum – solange sie sich nicht krank fühlen.

Anders ist es bei den Frauen. Sie machen daraus einen Kult. William Somerset Maugham, der berühmte englische Erzähler der zwanziger Jahre, hat eine überaus bissige Geschichte von drei dicken Damen geschrieben, die Jahr für Jahr mit mehr oder weniger Erfolg sich ein paar Wochen einer Diätkur unterziehen. Schließlich mieten sie gemeinsam ein Haus in Antibes, dazu einen französischen Koch – der seine Kochkünste allerdings kaum entfalten kann, denn die Menüs sind auf Salate ohne Öl beschränkt – und sind glücklich.

In dieses Diät-Idyll platzt ein Gast hinein, eine schlanke Person, die alles und jedes essen kann – und auch ißt – und trotzdem keinerlei Gewichtssorgen hat. Ihr Beispiel wirkt demoralisierend: Aggressionen aller Art, jahrelang unterdrückte Stauungen machen sich Luft – und die Geschichte endet damit, daß die drei Dicken sich vereint einer Freßorgie hingeben und ihrer „Linie“ endgültig ade sagen.

Maugham, der zugleich Arzt war, hat messerscharf beobachtet und in skeptisch-ironischem Stil seine Diagnose gestellt: seine dicken Damen haben nie ernsthaft daran gedacht, schlank sein zu wollen, doch wurde der Schlankheits-Tick zu einer Art Besessenheit, zu einem Lebensinhalt. Mit anderen Worten: Abnehmen ist, wie alles im Leben, zunächst eine Sache des Gehirns, der Disziplin, des ehrlichen Wollens. Bei Maughams drei Damen reichte das Wollen nur für ein gelegentliches Fasten, um nicht noch mehr zuzunehmen.

Der Fernseh- und STERN-Koch Ulrich Klever hat aus eigener Erfahrung ein sehr ehrliches und gescheites Buch geschrieben: „Alles, was schlank macht" heißt der Titel, und darunter ist eine umfassende Analyse über das Schlank-werden-Wollen zu verstehen. Hier schreibt einer, der sämtliche Stadien am eigenen Leib durchgemacht hat. Seine zwölf Gebote für das Abnehmen haben allgemein Gültigkeit.

Man muß sich vor allem einmal klar sein, daß man nur dann abnehmen kann, wenn man einerseits die Kalorienzufuhr (eine Kalorie ist jene Wärmemenge, welche 1 Liter Wasser von 15 auf 16 Grad Celsius erwärmt) reduziert, so daß sich der Körper seinen Kalorienbedarf aus den angespeicherten Fettdepots holen muß, anderseits indem man den Kalorienbedarf erhöht. Und das geschieht durch Bewegung. Wir neigen alle dazu, den Energieverbrauch viel zu hoch einzuschätzen. Eine Stunde Tennis verbraucht 350 Kalorien, ein einstündiger Marsch nur 300 Kalorien, ein Formel-I-Rennfahrer verliert bei einem Weltmeisterschaftslauf zirka 4–5 Kilogramm.

Es ist auch gar nicht gleichgültig, in welcher Form

man dem Körper die notwendige Kalorienmenge zuführt. Rasch wirksam und daher am besten für eine Schlankheitskur geeignet wären Eier beziehungsweise Fleisch und Salate. Man muß aber doch vor einer reinen Eiweißkur warnen, weil sie den Cholesterinspiegel im Blut erhöht und so eine Gefahr für die Gesundheit werden kann. Am schlechtesten sind Kohlehydrate in jeder Form, und zwar die freien, das heißt also die nicht im Obst oder Gemüse versteckten. Der Mensch muß mit der Nahrungsaufnahme seinem Körper verschiedene Dinge zuführen, die der Organismus braucht, welche er aber nicht selbst erzeugen kann. Dazu gehören Eiweiß, Spurenelemente und Vitamine – reichlich enthalten im Gemüse und Obst.

Zwei Vitamine allerdings kann der Organismus aus einer Vorstufe, die im Körper vorhanden ist, selbst erzeugen, das Vitamin A, das durch Zufuhr von Fett aus der Vorstufe, dem Karotin, gebildet werden kann. Dieses Vitamin ist zum großen Teil für unsere Sehkraft verantwortlich, und zwar besonders für das Sehen in der Dämmerung oder im Dunkel. Es ist also notwendig, dem Körper auch eine ganz kleine Menge Fett zuzuführen, am besten in Form von roh gepreßten Ölen wie Sonnenblumen-, Soja-, Weizenkeim-, Distelöl und ähnlichen, also alles Ölsorten, die reich an ungesättigten Fettsäuren sind. Auch in einem mageren Stück Fleisch ist Fett „versteckt", man möchte gar nicht glauben, wie viel. Das zweite, auch fettlösliche Vitamin ist das Vitamin D, welches in seinen verschiedenen Formen aus den entsprechenden Vorstufen durch Bestrahlung mit ultraviolettem Licht gebildet wird.

Schlankheitsbreviere, gute, schlechte, erprobte und immer wieder neue gibt es in Hülle und Fülle. Jedes Frauenmagazin, aber selbst auch Zeitschriften für Männer geben Tips zum Schlankwerden oder bringen eine sogenannte „Schönheitsdiät". Hier muß richtiggestellt werden: Eine Schönheitsdiät gibt es nicht, es gibt nur eine gesunde, naturnahe Ernährung. Milch zum Beispiel ist ein ganz hervorragendes Nahrungsmittel, das alles enthält, was der Organismus benötigt: Eiweiß in ausreichender Menge, Fett, Vitamine (fettlöslich!) und Spurenelemente. Es wäre also nichts gegen die Franz-Xaver-Mayr-Diät zu sagen, die aus 2 Litern Milch täglich und aus zwei altbackenen Semmeln besteht. Nur: die Semmeln müssen sehr gut gekaut und die Milch löffelweise genommen und zusätzlich im Mund eingespeichelt werden. (Dr. Franz Xaver Mayr, der bekannte Karlsbader Kurarzt, kam nach dem Zweiten Weltkrieg nach Wien und fand mit seinen Veröffentlichungen über den Einfluß der Verdauung auf das menschliche Aussehen unter den praktischen Ärzten ebenso wie unter den Fachärzten zahlreiche Anhänger, die seine Diätvorschriften weiterverbreiteten.)

Die „Punktediät" der fettleibigen ehemaligen deutsch-französischen Tänzerin Carise ist im Gegensatz dazu ein Musterbeispiel an Unseriosität und Gewissenlosigkeit. Es handelt sich dabei um eine reine Eiweißkost, welche nur Fleisch, Fett und Alkohol erlaubt, jedoch alle Gemüse und Obstsorten verbietet – außerdem sind selbstverständlich auch alle Kohlehydrate gestrichen. Das „Alkoholische" an diesem Programm machte die Diät über Nacht, sehr zum Erstaunen ihrer Erfinderin, berühmt, berüchtigt – und zunächst sogar erfolgreich. Denn die fette, kohlehydratarme Kost bewirkte eine rasche Gewichtsabnahme bei leicht euphorischem Zustand. Aus dem Abnehmen wurde in manchen Fällen sogar ein großes Besäufnis. Was die Dame nicht anführte, waren die Folgen der Diät: starke Belastung der Leber, Gefahr eines Herzinfarkts, Mangel an Vitaminen und Mineralstoffen.

Eine eigenartige Diätform hat der erst vor wenigen Jahren verstorbene Wiener Arzt Dr. Heinz Humplik kreiert: Er vertrat den Standpunkt, daß der Kalorienverbrauch am größten ist, der durch die Verdauungsarbeit von schwerverdaulichen Nahrungsmitteln entsteht. Er empfahl daher, soviel Fleisch wie möglich zu essen, viele hartgekochte Eier und viel rohes Gemüse, bei völligem Fett- und Kohlehydratmangel. Der Magen wird aber durch diese Zusammenstellung der Mahlzeiten ungeheuer gedehnt, der Sättigungsreflex stark hinaufgesetzt. Nach einiger Zeit wird man, da sich der Magen sehr rasch an Riesenmengen gewöhnt, mit einer normalen Mahlzeit nicht mehr satt.

Aus diesem Grunde ist es empfehlenswert, die Kalorien nicht nur wert-, sondern auch mengenmäßig einzuschränken. Wenn der Magen bereits auf „weniger" eingestellt ist, wird man, selbst bei größten Verlockungen, einfach nicht mehr soviel essen können. Ein Grundsatz bei allen Schlemmereien sei hier noch einmal angeführt: Wenn's am besten schmeckt, soll man aufhören. Das heißt, vorbeugen ist besser. Einen bereits gedehnten Magen durch reduzierte Nahrungsaufnahme satt zu bekommen, ist weitaus schwieriger, als es überhaupt nicht soweit kommen zu lassen.

Die berühmte Hollywood-Diät der Stars besteht aus Beefsteak und Salaten bzw. Gemüse. Sie ist gut, erfolgreich und teuer; und in einem Familienhaushalt kaum durchführbar. Ebenso ist die von der exklusiven Mayo-Klinik empfohlene Diät nicht jedermanns Sache. Die vielen Eier, die dabei hauptbestimmend sind, werden nicht von allen Menschen gut vertragen.

Außer bei der Punkte-Diät sind alkoholische Getränke verboten. Nur die Schroth-Kur bildet noch eine kuriose Ausnahme. Der Landwirt Johann Schroth entwickelte eine Ernährungsbehandlung, um krankhafte Flüssigkeitsansammlungen auszuscheiden: Als Nahrung ist grüner Salat und verdünnter Wein von früh bis abends vorgeschrieben. Doch auch der abgehärtetste Weintrinker wird sich gegen ein Weinfrühstück – ohne Speck und Brot! –, wenn schon nicht am ersten, so bestimmt ab dem dritten Tag wehren.

Der in Wien lebende praktische Arzt Dr. Karl Schmiedecker empfiehlt zur Entschlackung und Reinigung des Körperinneren, somit auch zur Befreiung von unnötigen Ballaststoffen, mehr Flüssigkeit.

Der Mensch sollte vier und mehr Liter Flüssigkeit zu sich nehmen. Als „Flüssigkeit“ läßt Dr. Schmiedecker aber nur gelten: Wasser, besser noch erwärmtes und wieder abgekühltes Mineralwasser (denn Kohlensäure ist Gift!), stark verdünnten, ungezuckerten Tee – Kräutertee – oder verdünnte, nicht gezuckerte Zitronenlimonade mit Wasser, nicht mit Sodawasser. Diese Flüssigkeitsmenge muß zwischen Mitternacht und Vormittag getrunken werden.

Er prägte den markanten Satz: „Wer abends noch Durst hat (auch Bier- oder Weindurst!), hat morgens zu wenig getrunken!" Verboten sind alle hochkonzentrierten Getränke wie Fruchtsäfte, sogenannte Erfrischungsgetränke, Milch, Bier etc., welche seiner Meinung nach nicht als Getränke bezeichnet werden dürften, sondern „Nahrungsmittel" sind.

Die „Nulldiät" ist eine an und für sich sehr vernünftige Sache, darf aber nur unter strengster ärztlicher Überwachung im Krankenhaus oder Sanatorium durchgeführt werden. Außerdem sollten bei dieser Diät auch kosmetische Fachleute zu Wort kommen, denn rasches Abnehmen ohne entsprechende kosmetische Maßnahmen führt zu schweren Erschlaffungen! Der rapide Gewichtsverlust schadet dem Nervensystem und macht sich vor allem im Gesicht unvorteilhaft bemerkbar.

Besser und gesünder ist eine Reduktion der Mahlzeiten in bezug auf die Menge. Viele kleine Mahlzeiten sind besser als zwei große. Zu empfehlen wäre die Haysche Trennkost (nach dem deutschen Arzt Dr. Hay), das heißt Eiweiß und Kohlehydrate sollen niemals gleichzeitig bei einer Mahlzeit konsumiert werden. Für „läßliche Gewichtssünden" sind eingeschobene Diättage äußerst wirksam und können keinerlei Schaden anrichten: ein Apfeltag, ein Milch- oder ein Bananenmilchtag (1 Liter Milch mit einem Kilo Bananen im Mixer portionsweise verquirlt). Die Bananenmilch darf nicht getrunken, sondern nur löffelweise geschluckt werden, wobei noch jeder Schluck im Mund eingespeichelt werden soll; ein Kartoffeltag, der aus einem Kilo gekochter oder im Rohr mit Schale gebackener Kartoffel besteht, natürlich ohne Salz. Wenn es nicht anders geht, ist eventuell Meersalz erlaubt. Oder ein Tag mit Joghurt, den man mit fettarmem Topfen vermischen kann. Oder ganz einfach ein Rohkost-Tag.

Jedenfalls gibt es Diäten in Hülle und Fülle, für jeden Geschmack, für jede Möglichkeit und, was schließlich auch wichtig ist, für jede Brieftasche. Eines ist allen gemeinsam: Sie sind immer nur zeitlich begrenzt durchführbar und sollen, dürfen kein Dauerzustand werden, sondern die Rückkehr zu gesunder, natürlicher Ernährung bedeuten.

Ein generelles Salzverbot wäre ebenfalls für alle Diäten zu empfehlen, denn Salz bindet Wasser, die Fettzellen reißen begierig Wasser an sich und schwellen dadurch zu einer ansehnlichen Größe auf. Vollkommen salzfrei zu essen ist aber vielen Menschen einfach unmöglich, man weicht deshalb auf Meersalz aus. Dieses enthält neben dem Natriumchlorid (unserem gereinigten Kochsalz) noch andere Salze, darunter Kalium, das wieder ein Gegner des Natrium ist. Kalium verdrängt Natrium aus der Kochsalzverbindung und bewirkt auf diese Weise eine Wasserausschwemmung, ein sichtbarer Einfluß auf Gewicht und Umfang. Andere Entwässerungsmittel, bei weitem nicht so harmlos wie Meersalz oder Zinnkrauttee, belasten den Kreislauf und sind nicht ohne ärztliche Aufsicht zu empfehlen.

Aber – man kann es gar nicht oft genug betonen – eine Reduktionsdiät ist nur dann angezeigt, wenn man wirklich von oben bis unten, das heißt „proportioniert“ dick ist, wenn die „Normalfigur“ von einer gleichmäßigen Fettschicht überzogen ist. Partielle Fettansätze werden im Kosmetikinstitut durch Massagen und elektrokosmetische Behandlungen wirksam bekämpft; aber um den Erfolg zu beschleunigen und das einmal erreichte Resultat zu halten, dazu braucht man das Muskelspiel. Und besonders wichtig: nicht die Gewichtsabnahme, die man durch Wiegen feststellt, zählt, auch nicht die Kontrolle unserer Körpermaße durch das Meßband – wie leicht kann man sich da selbst betrügen! –, sondern zu eng oder zu weit gewordene Kleidungsstücke. Wenn man wieder „in seine Kleider hineinpaßt", hat man auch schon gewonnen.

# 4. Ismakogie

Diese Einleitungskapitel haben hoffentlich deutlich gemacht, wie notwendig es für jeden von uns geworden ist, etwas zu tun: für unsere Gesundheit, unsere Schönheit, für unseren inneren und äußeren Menschen. Wir müssen auch gegen unsere körperliche und geistige Trägheit etwas unternehmen – um zu einer Harmonie zu gelangen, nach der wir uns, bewußt oder unbewußt, sehnen. Ein Weg zu dieser Harmonisierung führt über das rhythmische Spiel aller beeinflußbaren Muskeln im Sinne der Ismakogie. Und damit ist das Zauberwort gefallen. Was ist Ismakogie? Ein Nachschlagen im Lexikon wird, zumindest heute noch, ergebnislos verlaufen. Ismakogie ist ein Phantasiewort, das von der Wiener Kosmetikerin Anne Seidel vor etlichen Jahren aus der Taufe gehoben wurde. Sie hat jahrzehntelang die muskulären Zusammenhänge und den nach physiologischen Gesetzen erfolgenden Bewegungsablauf studiert. Das Ergebnis ihrer Studien war eine neue Bewegungs- und Haltungslehre der Kosmetik, an der vieles neu, manches revolutionierend, einiges bereits bekannt, doch in anderen Zusammenhängen gebracht worden ist.

Frau Seidel erklärt das Kunstwort „Ismakogie" folgendermaßen: Physiologisch *i*deale *S*chwingungs-Rhythmik der beeinflußbaren *M*uskeln im *A*lltagsleben nach erkennbaren, *k*örpereigenen Ordnungsgesetzen, wobei die Endsilbe *„gie"* für den

Begriff Unterweisung, Lehre steht. Eine etwas spröde und sehr schwer erfaßbare Auslegung.

Verständlicher wird das Wort Ismakogie, wenn man darunter das harmonisch ineinanderfließende Spiel aller quergestreiften, also aller unserem Willen unterworfenen Muskeln im physiologischen Sinn versteht, also ohne Überdehnung oder Überspannung, aber auch ohne Erschlaffung. Das erreichbare Ziel ist die jedem Menschen eigene, natürliche Schwingungsrhythmik als Ausgleich muskulärer Fehlhaltungen und Formverschiebungen. Überhaupt – alles um und in uns ist Schwingung. Ob es nun der Schall ist, der Laut, den wir von irgendwoher hören, oder das Licht, das auch noch vom entferntesten Stern zu uns kommt; ob es die Schwingung in der sogenannten „leblosen" Natur ist (jedes Atom hat in sich Schwingungen!); ob es die Schwingung zwischen zwei elektrostatischen Gegenständen mit verschiedener Spannung, also der elektrische Strom, oder die Schwingung in einer Zelle irgendeines Organismus ist: immer und überall sind wir von Schwingungen umgeben und haben diese Schwingungen in uns – in jeder einzelnen unserer Zellen, aber auch in der Gesamtheit unseres Organismus. Und so wird es verständlich, daß – so wie jeder elektrische Strom seine eigene Frequenz, seine Rhythmik hat – auch jeder Mensch seine nur ihm eigene Schwingungsrhythmik des Körpers aufweist, wie ja auch die in der Kriminalistik so häufig verwendeten Linien an den Fingerkuppen nur für *einen* Menschen charakteristisch sind.

Befaßt man sich nur ein wenig mit den Grundgedanken dieser Lehre, lernt man die physiologisch vorgezeichneten Naturgesetze zu beachten und die Umwelt zu beobachten, wird im Nu alles verständlich und vor allem logisch.

Die Ismakogie ist heute aus dem Begriff der Ganzheitskosmetik, der psychosomatischen Kosmetik, nicht mehr wegzudenken, sie war und ist sensationell, verblüffend in ihrer Selbstverständlichkeit, noch verblüffender aber in ihrer Wirkung. Frau Seidel wurde schon im Jahre 1958 für ihre Arbeiten mit dem CIDESCO-Preis (comité international d'esthétique et de cosmétologie) der Weltorganisation für Kosmetik und Kosmetologie ausgezeichnet.

Ismakogie pflegt und fördert die menschliche Schönheit, die Formschönheit des menschlichen Antlitzes ebenso wie die des ganzen Körpers. Ismakogie festigt die Konturen, baut Fett ab, regt die Peristaltik an, fördert den Haarwuchs, wirkt optimal auf die Herztätigkeit und macht den Körper frei beweglich und elastisch. Nicht nur mimische Falten können bekämpft werden, sondern auch Hängewangen, Doppelkinn, Hängebusen oder zu kleiner Busen, Panniculose (Fettablagerung, fälschlich auch Cellulitis genannt) und sogar Plattfüße, denn wie sagt Frau Seidel: „Alles ist mit allem verbunden!"

Darüber hinaus führt Ismakogie zur bestmöglichen Entfaltung der persönlichen Eigenart, zu Lebenssicherheit und Frohsinn. Dabei gibt es kein „zu früh" oder „zu spät". Das heißt, man kann nicht früh genug damit beginnen, die von der Natur bestimmten Gesetze im muskulären Geschehen zu beachten, schon im Säuglingsalter ist eine physiologisch ideale Entwicklungslenkung möglich. Anderseits ist es nie zu spät, mit Ismakogie zu beginnen, und es gibt Personen, die noch mit achtzig und mehr Jahren erstaunlich positive Veränderungen in ihrem Aussehen damit erreicht haben.

Das Kleinkind gebraucht anlagegerecht seine Muskulatur mit beneidenswerter Selbstverständlichkeit, ähnlich wie es die von der Zivilisation noch unberührten Naturvölker tun. Ein Beispiel: Ein Säugling liegt auf dem Rücken am Wickeltisch, die Beinchen abgebogen, die Füße in die Luft gestreckt, also eine typische Beugehaltung. Stellt man nun einem oder beiden Beinchen einen Widerstand durch Auflegen der Hand entgegen, dann ist das Kind bemüht, diesen Widerstand wegzustoßen; es wird die Beinchen strecken und dabei die vorher nach innen zeigenden Zehen nach außen drehen, das heißt es geht in die Streckspannung. Übungen dieser Art bewirken beim Säugling oder Kleinkind eine viel raschere Entwicklung. Im späteren Alter, etwa im Schulalter, ist diese sogenannte Entwicklungs-Lenkung durch schlechtes Vorbild auch im negativen Sinn gegeben. Kinder haben einen ungeheuren Nachahmungstrieb. Sie werden automatisch beim Essen ordentlich sitzen und sich gut aufführen, wenn die Erwachsenen es ebenfalls tun. Sie registrieren instinktiv alles, was die Erwachsenen schlecht oder gut machen. Vom Augenbrauen-in-die-Höhe-Ziehen bis zum Tragen der Schultasche (die Einkaufstasche der Mutter!), vom Sitzen mit gekrümmtem Rücken bis zum unschönen und falschen Gang.

Fast sämtliche Dinge, die erfunden worden sind, um

uns das Leben zu erleichtern, es angenehmer und vor allem bequemer zu gestalten, fordern paradoxerweise von uns einen Preis – wobei wahrlich nicht an Geld, sondern an unsere Gesundheit und Schönheit gedacht ist. Einerseits hätten wir Bewegungsfreiheit in jeder Menge, anderseits hindert uns das Trägheitsgesetz daran, diese Bewegungsfreiheit zu nützen. Wir setzen unsere Muskulatur äußerst schonend ein – siehe Trägheitsgesetz! – und lassen sie damit gleichzeitig verkümmern. Es kommt in immer größer werdender Zahl zu Fehlentwicklungen, zur Funktionsuntüchtigkeit verschiedener Muskeln und Muskelgruppen, zwangsläufig zu oberflächlicher Atmung, zu rascher Ermüdung durch einseitiges Belasten einzelner Muskelgruppen, in weiterer Folge zu Stauungen verschiedenster Art – und schließlich, wie schon gesagt, zu Krankheiten.

Bei der quergestreiften, also der dem eigenen Willen unterworfenen Muskulatur unterscheiden wir

1. die Streckspannung oder Längsspannung (besonders deutlich beim Schwimmen und zwar beim richtigen sportlichen Schwimmen, bei dem auch das Gesicht unter der Wasseroberfläche ist, nicht aber beim Schwimmen, bei dem der Kopf in einer starken Lordosierung der Halswirbelsäule aus dem Wasser gehalten wird – einem Schwan ähnlich).

2. die Querspannung oder Beugehaltung des Körpers (beim Schwimmen durch das tiefe Einatmen sichtbar gemacht) und

3. die Ruhespannung, das ist die Mitte zwischen Streckung und Beugung, also jene Muskelspannung, aus der jede Art von Bewegung ausgeführt werden kann.

In der Ismakogie wird nicht von Erschlaffung gesprochen, denn dieses Wort kann sinngemäß nur dann verwendet werden, wenn die betreffenden Muskeln nicht mehr innerviert werden können wie etwa bei einer Lähmung, oder wenn alle Nerven, das heißt wenn der Lebensnerv seine Tätigkeit eingestellt hat. Anstelle von „Erschlaffung“ oder „Entspannung“ sprechen wir von „Ruhespannung“ oder „Bereitschaftsspannung“.

Die folgende Zeichnung soll zum Verständnis des Gesagten beitragen, wobei der Kreis die Ruhespannung, die Ellipsen die Streck- und Querspannung bedeuten (Abb. 1).

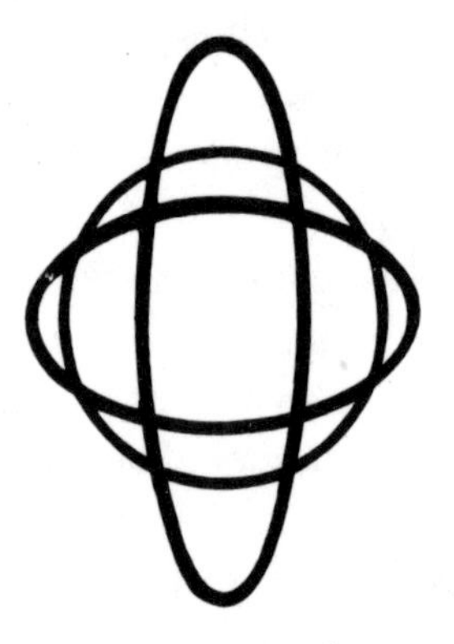

1

Versuchen Sie einmal einen einzelnen Muskel isoliert zu bewegen! Es ist unmöglich. Immer werden die benachbarten Muskeln die Bewegung unterstützen, mitmachen, oder wenn ein Muskel sich streckt, wird sein Antagonist, sein Gegenspieler, automatisch in Beugehaltung gehen.

Wird etwa die Mittelpartie des Gesichtes zu stark angespannt, werden die Zähne zusammengepreßt, das

Kinn verkrampft, dann lockern sich automatisch die seitlichen Gesichtspartien und es kommt zur Ausbildung von Hängewangen.

Oder: beugt man den Oberkörper durch Anspannen der Bauchmuskulatur nach vorne, wobei der Kopf die Bewegung mitmacht, dann müssen die Rückenmuskeln nachgeben und umgekehrt. Beim Aufrichten aus der tiefen Beuge wird die Rückenmuskulatur angespannt, während die Bauchmuskeln nachgeben müssen.

Die willensmäßige Aktivierung eines Teiles aller beeinflußbaren Muskeln zum harmonischen Muskelspiel, ohne Vernachlässigung oder Überforderung von Muskelgruppen, das bewußte Strecken in die Längsspannung und die selbsttätig folgende Beugehaltung (Querspannung) machen den Bewegungsapparat des Körpers spielend wieder funktionstüchtig. Man muß sich nur einmal über den ewigen Rhythmus von Zug und Gegenzug, von Längsspannung und Querspannung klar geworden sein.

*Und das Beste daran: man braucht sich nicht extra Zeit dafür zu nehmen; die Ausrede: „Wie gerne möchte ich, doch ich habe leider keine Zeit" – fällt von selbst weg. Denn gleichgültig ob man steht, geht, liegt, sitzt – jede Bewegung des Alltags kann mit unserem Willen, durch unsere Energie und Ausdauer im physiologisch richtigen Sinn ausgeführt werden, sobald man die Ordnungsregeln des Muskelspiels erkannt hat.*

So läßt sich buchstäblich mit Hilfe von Muskelbewegungen ausgehend von den großen Zehen auch die Gesichtsmuskulatur dirigieren.

Allerdings: aller Anfang ist schwer, und am Beginn steht das eigene Wollen.

*Wenn man nicht wirklich den Willen hat, aus seiner Erscheinung das Beste zu machen, die im Beruf, in der Familie und im Gesellschaftsleben so notwendige Selbstsicherheit, das Selbstwertgefühl zu erreichen – und noch dazu eine Harmonie von Geist, Psyche und Körper zu erwerben –, dann soll man gar nicht weiterlesen.*

# 5. Yoga, Autogenes Training, Gymnastik, Isometrik, Ismakogie

Eine Gesellschaft von sieben Personen hat sich zu einer netten Plauderstunde zusammengefunden. Ganz zwanglos wird über dies und das diskutiert, der Hausherr kümmert sich um die Getränke, die Dame des Hauses reicht belegte Brötchen herum. Ein durchaus konventionelles Bild einer durchaus konventionellen Einladung. Plötzlich springt eine der anwesenden Damen auf, sagt „entschuldigt, bitte", macht einen Kopfstand mitten im Zimmer und erklärt aus dieser eher ungewöhnlichen Position heraus den verblüfften Anwesenden, daß sie sich nicht ganz wohl fühle und den ganzen Tag über Kopfschmerzen gehabt hätte – aber in Kürze würde sie wieder fit sein.

Die übrigen Gäste waren gut erzogen und zeigten weder mit Gesten noch mit Worten, daß sie teils befremdet, teils erheitert waren über diese spontane Yoga-Demonstration. Insgeheim mag sogar mancher von ihnen die akrobatische Leistung der nicht mehr ganz taufrischen Yoga-Anhängerin bewundert haben.

Yoga ist in erster Linie Schulung der geistigen Konzentration mit dem Endziel, durch die Befreiung des Geistes zu höherer Erkenntnis zu gelangen: Selbstzucht und Selbstvervollkommnung und die dadurch erreichbare Annäherung an Gott mit Hilfe des eigenen Willens; die vollkommene Beherrschung des Körpers ohne Rücksicht auf das Idealbild des körperlichen Ebenmaßes.

Auf dem Umweg über Amerika wird uns die westliche Form des Yoga als eine Art Körperkult präsentiert, wovon schon die Titel der zahlreichen Bücher Zeugnis geben: „Schön durch Yoga" (Wie wird man schön durch Yoga?), „Schlank mit Yoga", „Yoga für die Frau", „Yoga für den Mann", und so weiter.

Doch sind Yoga-Übungen (Asanas) kein Gymnastikersatz, sie sind vielmehr Ausdruck fernöstlicher Philosophie, sollen vor allem der Meditation dienen und beanspruchen viel Zeit. Denn Meditation heißt „Besinnung", „besinnliche Betrachtung", und ist die durch entsprechende Übungen bewirkte – oder angestrebte – geistige Sammlung; und zwar in völliger Abgeschiedenheit und, was noch wichtiger ist, unter dauerndem Schweigen.

Die neuere Psychotherapie bedient sich der noch nicht religiösen Vorstufen der Meditation zur Beseitigung von Verhaltensstörungen. Der Berliner Nervenarzt J. H. Schultz hat das autogene Training (eigentätiges Üben, „Selbstüben", „konzentrative Selbstentspannung") als Behandlungsmethode eingeführt. Nicht Flucht aus dem Alltag, sondern dessen Bewältigung soll ihr Ziel sein. Der Patient wird stufenweise mit Übungen vertraut gemacht, die es ihm ermöglichen, störende Affektspannungen, bestimmte Körperfunktionen unter Kontrolle zu bringen, vor allem Puls, Atmung und Hautdurchblutung, das heißt also das autonome Nervensystem. Bei funktionellen Organstörungen, Dämpfung oder Aufhebung von Schmerzen, Verkrampfungen aller Art sind durch autogenes Training ausgezeichnete Resultate erzielt worden. Doch ist diese Methode nur auf dem Weg über den Arzt erlernbar und vernachlässigt außerdem das Training der Muskulatur.

Gymnastik wiederum ist das reine Training der Muskulatur beziehungsweise bestimmter Muskelgruppen. Da sie ebenso wie Yoga und autogenes Training nur kurzfristig ausgeübt werden kann, bedeutet dies eine zeitgebundene Anstrengung des Körpers, welche natürlich auch mit Muskeltraining und einer verbesserten Durchblutung einhergeht – aber eben nur befristet. Die täglichen Übungen morgens oder abends, die bereits gewohnheitsmäßig ablaufen und den ganzen Körper einbeziehen, sind sicher absolut empfehlenswert. Problematischer ist bereits die „Zweimal-in-der-Woche-eine-Stunde-Gymnastik", und zwar dann, wenn man meint, damit alles für die Gesundheit und Schönheit getan zu haben.

Nun zur Isometrik: darunter versteht man ein zeitweiliges Anspannen bestimmter Muskeln ohne Bewegungsausschlag, erzeugt durch Spannung und Druck der betreffenden Muskeln gegen einen festen Widerstand. Die Kraft wächst am Widerstand. Man geht dabei von der Erkenntnis aus, daß ein Muskel, dem größtmöglicher Widerstand entgegengesetzt wird, bereits intensivst trainiert wird. Diese Methode des Muskeltrainings hat sich besonders in der Astronautik einen festen Platz erobert, ebenso ist sie in das Fitneß-Programm der olympischen Sportler eingebaut worden.

Ismakogie, die Bewegungslehre der Kosmetik, beinhaltet alle Möglichkeiten innerhalb der erwähnten Lehren. Das Wesentlichste aber ist das Erleben des „Ich", das Bewußtwerden der eigenen Persönlichkeit, indem man versucht, die angelegten Kräfte und Fähigkeiten bestmöglich zu kultivieren und einzusetzen. Die Physiologie unseres Bewegungsapparates wird in den Vordergrund gestellt, und erst durch ständige und gleichmäßige Inanspruchnahme der Muskulatur wird die Harmonie zwischen Körper, Geist und Seele erreicht.

Diese Bewegungslehre will nicht durch geistige Konzentration eventuelle Streß-Situationen beheben (siehe autogenes Training), sondern durch dauerndes Wirken an der Gesundheit solche Situationen von vornherein ausschalten; oder falls sie schon vorhanden sind, diese durch das ineinandergreifende, muskuläre Bewegungsspiel und die daraus resultierende geistige Haltung beheben. Endziel der Ismakogie ist das Beherrschen von Körper und Geist und damit die Persönlichkeitsentfaltung schlechthin: erreichbar nicht durch zeitgebundene Übungen, sondern durch physiologisch genutztes Alltagsleben – durch gelebte Ismakogie. Wenn die Übereinstimmung, die Harmonie von Körper, Geist und Seele einmal erreicht ist, dann ist damit auch der Sinn der Ismakogie erfüllt.

# II. Allgemeine Ismakogie

## 1. Das Sitzen

Die Haltung im Alltagsleben ist die wesentlichste Voraussetzung für die positive Gestaltung unseres „Ich“ – des Körpers ebenso wie des Gesichtes allein. Die richtige Körperhaltung ist jederzeit kontrollierbar, denn auch in der Ruhehaltung harmonisieren die Muskeln ununterbrochen das Spiel zwischen Strecken und Beugen.

Die Idealform des Sitzens ist, wenn der Körper an folgenden Punkten rechte Winkel bildet: im Fuß-, Knie- und Hüftgelenk und dort, wo Kinn und Hals zusammenstoßen. In der Fachsprache nennt man dies den Pharaonensitz (Abb. 2).

Erstaunlich, daß es kaum einen Menschen gibt, der richtig sitzt. „Sich's bequem machen“ heißt bei den meisten: Schultern nach vorne ziehen, den Hals verschwinden lassen, Rücken rund und Gesäß breitmachen, Ellbogen aufstützen, Beine überkreuzen. Oder: Knie auseinander (bei Frauen wohl das Unschönste überhaupt!), Oberkörper nach vorne und Hände in den Schoß hängen lassen. Variationsmöglichkeiten gibt es hier unendlich viele (Abb. 3).

Das Gegenteil von der „bequemen“ Haltung ist die stocksteife, gerade Haltung mit durchgedrückter Wirbelsäule, wie sie früher bei den „höheren Töchtern“

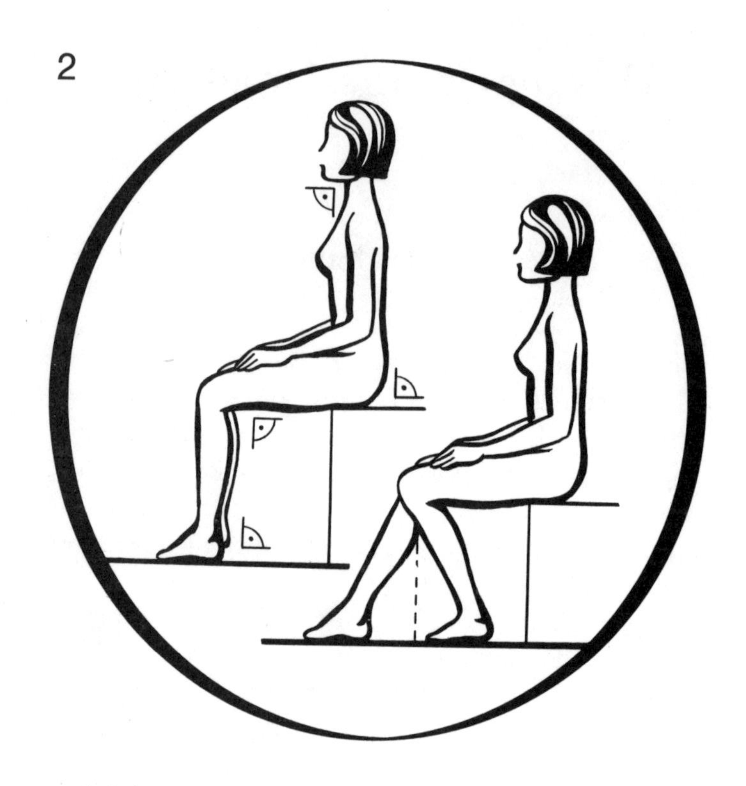


praktiziert wurde. Unter uns gesagt, die Fischbeine des Korsetts ließen eine andere Haltung gar nicht zu; und die jungen Mädchen „aus gutem Hause" mußten tatsächlich mit einem Stock im Rücken, der in der Ellenbeuge gehalten wurde, bei Tisch sitzen und essen.

Als in den zwanziger Jahren Fischbeine und Mieder der neuen, sackartigen Mode zum Opfer fielen, bedeutete die ungewohnte körperliche Freiheit bei den schon etwas reiferen Damen – das war damals knapp über dreißig! – zunächst eine Katastrophe. Der künstlich gehaltene und damit künstlich proportionierte Körper zerfloß in eine mehr oder weniger formlose Masse.

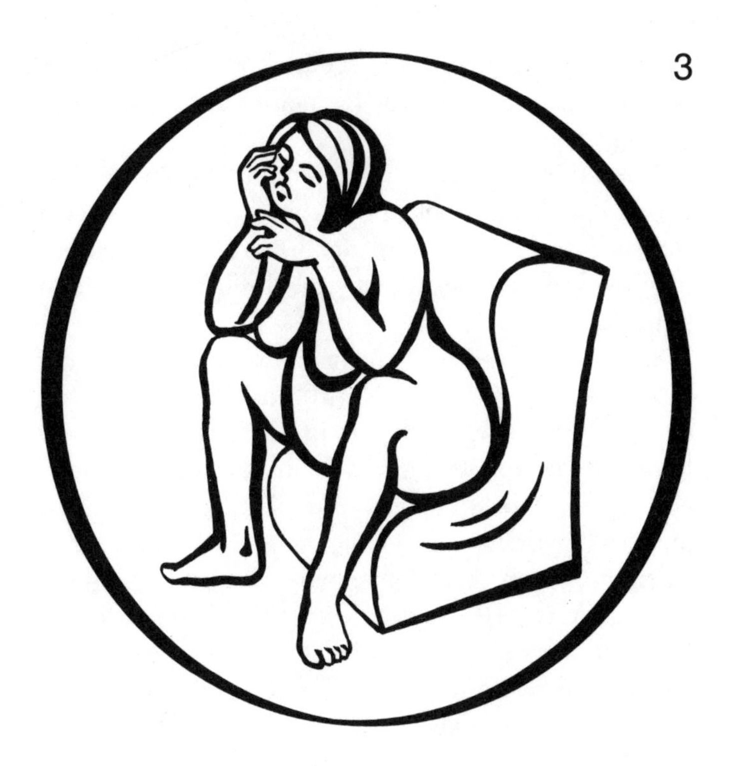

3

Und es dauerte Jahrzehnte, um ein neues Körperbewußtsein wachzurufen, das jetzt allerdings wieder im Fett und Wohlstand zu ersticken droht.

Um wieder auf das Sitzen zurückzukommen: Man könnte die Pharaonenhaltung als Sitz-Grundstellung bezeichnen, die einige Variationen gestattet. Wichtig ist bloß, die eigene Haltung bewußt so lange zu korrigieren, bis die Haltungsharmonie zur Selbstverständlichkeit geworden ist. Das krampfartige Geradesitzen, als ob man einen Stock verschluckt hätte, ist genau so unschön und ungesund wie das Lümmeln. Die Sitzknorren, die Sitzbeinäste sind uns von der

Natur für das Sitzen vorgegeben: Wenn wir uns an diese Gegebenheit halten, werden wir auf jeden Fall richtig sitzen.

Die Füße nehmen Kontakt mit dem Boden und heben den Körper vom Boden weg. Dadurch streckt sich die Wirbelsäule, und der Oberkörper wird aus dem Becken herausgehoben – die Taille wird lang und schlank.

Stehen die Füße in Schrittstellung, dann geht der rechte Winkel durch die Schrittmitte, das heißt, wenn der eine Fuß vorgestellt ist, muß der andere weiter hinten stehen (Abb. 2). Die Schultern werden weder vor- noch hochgezogen, die Wirbelsäule locker, „federnd" gehalten. Es genügt schon, wenn man nur einen Fuß zum Abstemmen vom Boden verwendet. Thomas Mann läßt seine „Königliche Hoheit" Klaus Heinrich ganz intuitiv richtig sitzen und beschreibt es mit folgenden Worten: „Er hatte eine ganz eigentümliche Art, im Wagen zu sitzen, nicht träg und bequem in den Kissen zu lehnen, sondern beim Fahren auf ähnliche Weise beteiligt zu sein wie beim Reiten, indem er, die Hände auf dem Säbelgriff gekreuzt und einen Fuß etwas vorgestellt, die Unebenheiten des Bodens gleichsam ‚nahm', sich tätig den Bewegungen des schlecht federnden Wagens anpaßte ..." So unwahrscheinlich es klingen mag – allein mit diesem richtigen muskulären Einsatz wird auch die Gesichtsmuskulatur aktiviert, die Wangen angehoben, die Augen groß, Stirnfalten verschwinden, die Stirn wird glatt und ruhig. Wenn man einmal beginnt, mit wachen Augen seine Umgebung kritisch zu betrachten, wenn man einmal sehend geworden ist und die Fehler an den anderen erkennt, ist man bereits auf dem besten Weg, ein neuer, gesünderer – ein harmonischer Mensch zu werden.

Man wird nie mehr ein Restaurant, einen Wartesaal, irgendeinen Raum, wo Leute sitzen, gehen, stehen, betreten können, ohne zu bemerken, wie falsch oder – was weitaus erfreulicher wäre – wie richtig sich unsere Mitmenschen bewegen. Außerdem trägt ihr Anblick sofort dazu bei, uns unserer eigenen Haltung bewußt zu werden.

Erstaunlicherweise werden die gröbsten Haltungsfehler von jungen Leuten begangen. Kaum einer, der sich richtig bewegt, der richtig sitzt.

So ist es falsch, auf den Weichteilen zu sitzen oder ganz vorne auf der Scheide, wie man dies bei Frauen oft beobachten kann. Die Hüftmuskulatur verbreitert sich dadurch, und die Hüften neigen dazu, wie ein Brei auseinanderzufließen.

Falsch ist das so überaus beliebte Übereinanderschlagen der Beine: durch die Knickung im Kniegelenk und in der Leistengegend wird die Krampfadernbildung begünstigt. Auch das Kreuzen der Füße, das Ziehen der Füße hinter die Stuhlbeine ist unschön und gesundheitsschädlich; die dabei entstehende Knickung fördert ebenfalls Krampfadernbildung und bedingt außerdem schlechte arterielle Versorgung der Beine (Abb. 4).

Am schlimmsten ist das Umschlingen der Stuhlbeine – was leider nicht einmal so selten praktiziert wird. Durch das Vorverlagern des Gewichtes von den Sitzknorren auf die Weichteile kommt es nolens volens zu einem Vorquellen des Bauches; die Eingeweide sind

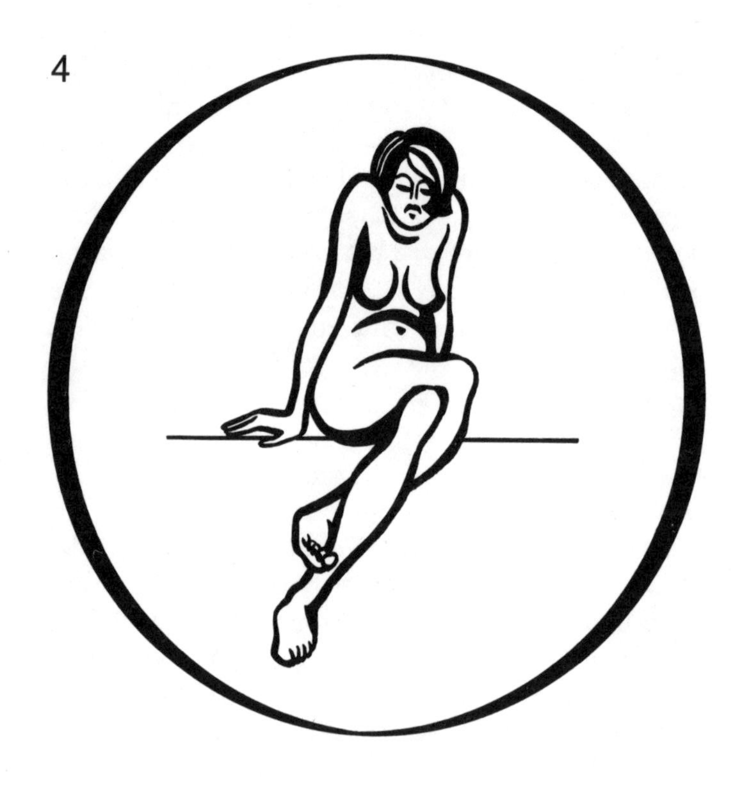


durch diese Haltung ihres Platzes, der ihnen im Becken zugewiesen ist, beraubt und weichen dorthin aus, wo kein knöcherner Widerstand gegeben ist – also gegen die Bauchdecke. Und das führt selbst bei schlanken Personen zu einem Bauch.

Falsch ist auch das Vor- und Hochziehen der Schultern. Dadurch kommt es zu einer übermäßigen Krümmung der Wirbelsäule und in der Folge zu Bandscheibenschäden und Arthrosen. Ein breiter, gewölbter Rücken, der durch Aufstützen der Ellbogen entsteht, läßt älter, wenn nicht alt erscheinen. Außerdem kommt es, wenn das Aufstützen in „Lümmeln“

übergeht, langsam aber sicher zur Erschlaffung des Busens (siehe Kapitel Brust).

Machen Sie doch eine Probe, wie jugendlich Ihr Rücken ist! Legen Sie sich flach auf den Rücken und kontrollieren Sie, ob beide Schultern den Boden berühren. Wenn dies der Fall ist, dann sollten Sie darauf achten, ihren geraden Rücken zu bewahren. Berühren aber nicht beide Schultern gleichzeitig den Boden, dann ist es höchste Zeit, Ihre Haltung zu korrigieren!

Bei der faulen – manche behaupten „bequemen" – Sitzhaltung verschwindet außerdem der Hals völlig, und der Kopf versinkt zwischen den Schultern; es kommt zur Bildung eines Doppelkinns, zu Hängewangen, zu verkrampftem Gesichtsausdruck – und zwangsläufig zu oberflächlicher Atmung.

Schlechtes Sitzen in Beugehaltung bewirkt nicht nur die allgemein gefürchteten Fettansätze am Bauch, sondern vor allem auch an den Oberschenkeln und den Hüften. Besonders die Oberschenkel haben die fatale Neigung, durch Fettansätze und Funktionsschwäche der Muskulatur schwabbelig zu werden (Panniculose, Cellulitis, Orangenhaut). Neben den Fettpolstern tauchen kleine rote oder blaue Äderchen auf (Besenreiser, Venektasien), die sich manchmal wie ein Strickgeflecht verbreitern und nicht gerade anziehend wirken. Sie können durch eine ärztlich-kosmetische Behandlung, nämlich durch Verödung der kleinsten Gefäße – ähnlich der Verödung von Krampfadern – beseitigt werden. Allerdings sind diese kleinen Äderchen kurze Zeit nach der Behandlung noch viel deutlicher sichtbar als vorher, und die betreffende Stelle muß mit einem Druckverband versehen werden. Es ist also ratsam, eine derartige Behandlung nicht unmittelbar vor dem Urlaub, sondern im Herbst vornehmen zu lassen.

Und all diese Schönheitsfehler sind größtenteils auf inaktive Muskulatur zurückzuführen. Nicht umsonst haben wir eingangs von einem „Muskelspiel" gesprochen. Auch beim Sitzen sollen alle Muskeln des Körpers spielen, sonst können die Folgeerscheinungen im negativen Sinn unübersehbar werden.

Selbstverständlich darf und kann man sich beim Sitzen auch anlehnen. Aber richtig! Nicht mit gekrümmtem Rücken, sondern mit geradem, wobei nur die Schulterblätter die Sitzlehne berühren. Dazu ein Tip: Solange Sie das richtige Sitzen noch nicht beherrschen, benützen Sie dafür nur die vordere Sesselkante und nicht die ganze Sitzfläche. Geben Sie harten Sitzflächen den Vorzug, und vermeiden Sie die zur faulen Haltung so verlockenden Fauteuils.

Ein besonderer Abschnitt sei dem Sitzen im Auto gewidmet. Wer fünf Stunden hindurch fährt, ohne Ermüdungserscheinungen aufzuweisen, wer genauso frisch aussteigen kann, wie er eingestiegen ist, dem ist zu gratulieren. Er besitzt Seltenheitswert. Normalerweise spielt sich die Sache nämlich ganz anders ab: Aus dem Auto steigt ein Zerrbild des Homo sapiens, das sich nach allen Windrichtungen streckt und dabei herzhaft gähnt, die Beine massiert und mit den Schultern wackelt. Dazu kommt der berühmt-berüchtigte Griff ins Kreuz, oft kombiniert mit der sanften Klage, daß der Magen schmerze.

Und warum dies alles? Wir wissen es bereits: falsches Sitzen hat zu Verkrampfungen, zu Stauungen und daher zu schlechter Durchblutung der Muskulatur geführt – was bei richtiger Haltung im Sinne der Ismakogie nie eingetreten wäre.

Yoga-Anhängern wird empfohlen, stets einen kleinen Teppich im Auto mitzuführen, nach spätestens zwei Stunden eine kurze Pause einzuschalten und am Wegesrand sich zehn Minuten der Meditation hinzugeben, sich zu entspannen. Sicherlich ein ausgezeichneter Rat. Doch wer beherzigt ihn schon? Nicht einmal die eifrigsten unter den Yoga-Jüngern des Westens.

Auf viel einfachere, natürlichere Art hilft hier die Ismakogie, Streß-Situationen dieser Art, wie sie tatsächlich täglich passieren, überhaupt nicht erst aufkommen zu lassen. Eine Woche der Selbstbeobachtung, eine Woche lang sich selbst korrigieren – und schon wird man die neue Art des Sitzens als angenehm und keineswegs als unbequem empfinden. Mehr noch: sie wird zur Selbstverständlichkeit werden. Der Körper wird kein „Stopp“ mehr für das harmonische Spiel der Muskeln geben. Und auch längere Autofahrten können ohne weiteres verkraftet werden.

## 2. Das Stehen

Das Stehen ist nach dem Sitzen wohl die am häufigsten ausgeübte Haltungsform. Wir stehen herum und warten, wir fahren im Aufzug (leider! Treppensteigen wäre viel gesünder!), wir stehen vor dem Spiegel, beim Schneider, bei der Schneiderin oder zu Hause; wir stehen in der überfüllten Straßenbahn, auf Stehplätzen im Theater, am Sportplatz, vor Auslagen auf der Straße, in Geschäften.

Erstaunliche Dinge kommen da zutage. Die wenigsten Menschen sind imstande, richtig, das heißt gerade und ohne Verkrampfung, also ohne Muskelstopp, zu stehen.

Am besten gelingt dies noch jenen, die einen „stehenden Beruf“ ausüben. Verständlich, denn ohne eine gewisse natürliche Haltung wären sie nicht fähig, diesen Beruf ohne Dauerschäden acht Stunden am Tage und länger auszuüben.

Vor einem größeren Publikum ist die Versuchung groß, sich irgendwo anzulehnen, nach einem Halt zu suchen – wahrscheinlich um eine gewisse Scheu, eine Art Publikumsangst zu tarnen. Aus dem Körper wird ein Fragezeichen. Darüber hinaus kommt es durch die übermäßige Beanspruchung der Wirbelsäule zu Bandscheibenschäden, die nachweisbar zu den verbreitetsten Krankheiten unserer Zeit zählen. Die berufsbedingte Haltung eines Zahnarztes etwa wird wahrscheinlich früher oder später zu Bandscheibenleiden führen. Einige Zahnärzte sind daher bereits dazu übergegangen, ihre Patienten sitzend zu behandeln.

Die unnatürliche Verkrümmung der Wirbelsäule tritt in der heutigen Zeit schon oft beim Schulkind auf. Die Schultasche, die man früher auf dem Rücken getragen hatte, wurde durch die elegantere Aktentasche ersetzt. Die einseitige Belastung sucht einen notwendigen Ausgleich – es kommt zu einer seitlichen Krümmung der Wirbelsäule. Zum Glück versucht man jetzt bereits wieder, den altmodischen „Schulranzen" in Mode zu bringen, und zwar durch neue Farben und lustige Aufdrucke. Wenn Eltern ihren Kindern noch dazu erklären, warum die herrliche Aktentasche zugunsten der Schultertasche im Geschäft geblieben ist, wird es kaum Schwierigkeiten geben. Kinder erfassen intuitiv das Richtige.

Hat man die erste Klippe überwunden, sich ähnlich einem Fragezeichen an einen Tisch oder ein Pult anzulehnen, ist auch schon der erste Schritt zum richtigen Stehen getan. Die goldene Regel lautet: *Mit beiden Beinen im Leben und auf dem Boden stehen!*

Die Beine sollten gleichmäßig belastet werden, denn einseitiges Belasten führt zur Verformung des Körpers in ein Fragezeichen (Abb. 5). Auch hier gilt, was beim Sitzen schon gesagt wurde: nicht steif dastehen, sondern schwingend die Gewichtsverteilung auf beide Beine vornehmen, locker, aber „gehalten".

Das Schwingen kann von einem Bein auf das andere erfolgen, wenn die Beine nebeneinander oder in leichter Grätschstellung stehen; dabei muß man darauf achten, daß der Körper in gerader Achse schwingt – also nicht den Oberkörper abknicken und die Hüften

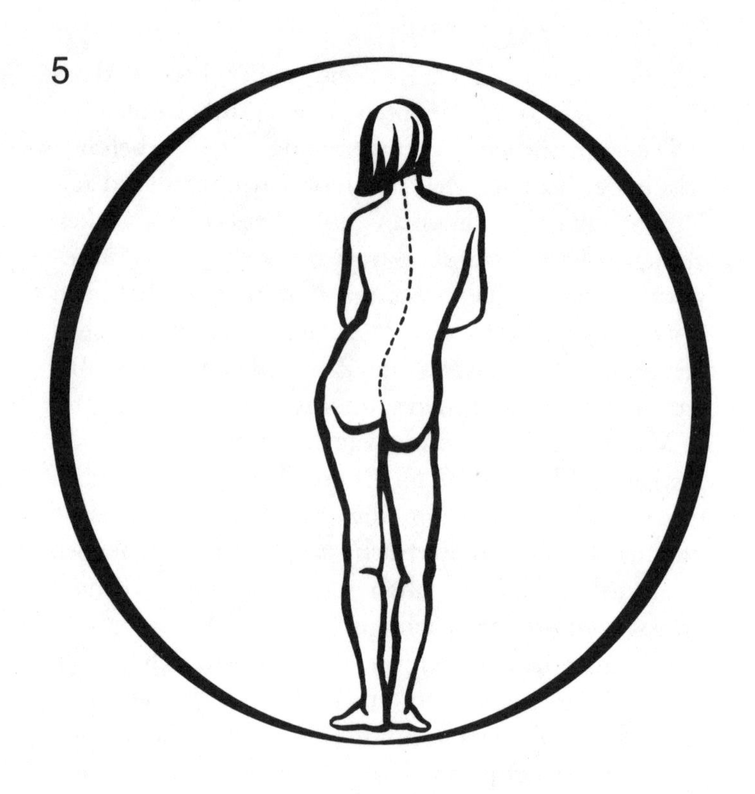


seitlich hinausschwingen! Also: gerade Achse und Schultern zurück!

Die Ismakogie will den täglich wiederkehrenden Bewegungsablauf, zu dem uns die Arbeit, aber auch unsere Freizeitgestaltung zwingt, ohne zusätzlichen Zeitaufwand so gestalten, daß *jede* Bewegung formalen und gesundheitsfördernden Nutzen bringt.

Der Erfolg stellt sich von selbst ein: Im Laufe der Jahre werden wir nicht häßlicher, nicht verbrauchter, sondern im Gegenteil sogar dem Alter entsprechend schöner, selbstsicherer und – glücklicher.

Die nächste Schwierigkeit beim Frei-Stehen ist: was tun mit den Armen und Händen? Denn urplötzlich sind sie im Wege, stören, hemmen, man weiß nichts mit ihnen anzufangen. Männer vergraben sie in den Hosen- und Rocktaschen, und Frauen kreuzen, in Ermangelung dieser Requisiten, die Arme mit Vorliebe vor der Brust, verschränken, ja verknoten sie geradezu.

Für den Kenner ist dieses „Sich-an-sich-selbst-Anhalten" ein deutlicher Ausdruck von Unsicherheit, Angst, eine Art Abwehrbewegung, die unbewußt zur lieben Gewohnheit geworden, und daher schwierig abzugewöhnen ist. Auf der Bühne wirkt diese Haltung besonders häßlich. Es gibt aber auch viele Lehrer oder überhaupt Vortragende, die glauben, auf den an der eigenen Person so geliebten und gesuchten Halt nicht verzichten zu können. Die zwangsläufige Folge solcher Verkrampfungen sind: runder Rücken, Verbiegung der Wirbelsäule (Buckel), schmale Brust, Hängebusen – ganz zu schweigen von dem wirklich unschönen Anblick, den man mit dieser Haltung bietet. Es wirkt anmutiger und schöner, wenn man dem Muskelspiel, das für jeden Menschen ein spezifisch eigenes ist, nicht Einhalt gebietet, sondern Arme und Hände frei bewegt – worunter man natürlich kein wildes Gestikulieren versteht! – oder ruhig herabhängen läßt.

Gravierende Haltungsschäden entstehen oft durch das Tragen übermäßig schwerer Gegenstände (Abb. 6). Jede Hausfrau, die täglich und vor allem zum Wochenende die vollbeladene Einkauftasche schleppen muß, kann ein Lied davon singen. Dieses kaum vermeidliche Tragen kann man nun zu einer kleinen Schönheits- und Gesundheitsübung machen, indem man den Schwer-

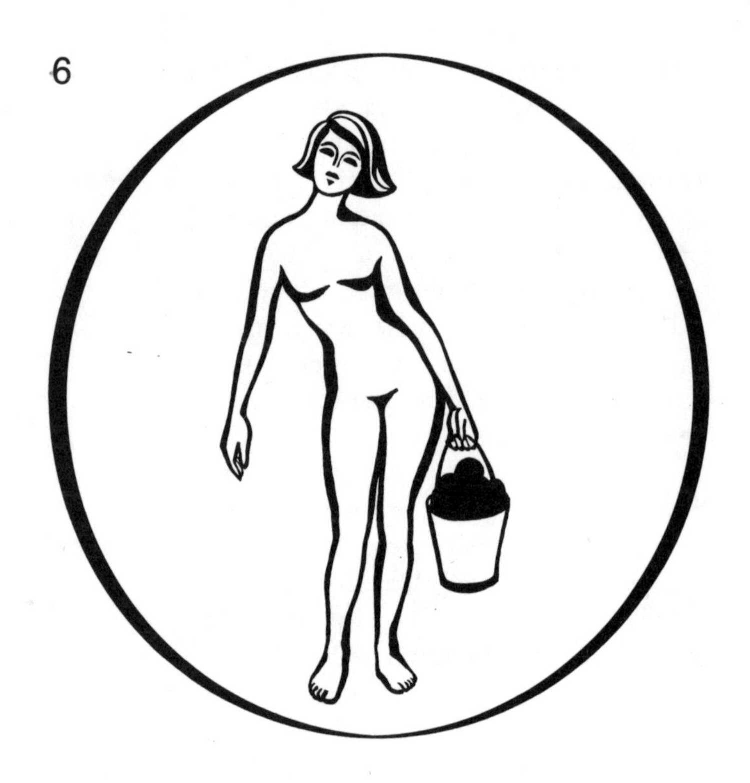


punkt der Tasche hinter die Körpermitte verlegt. Das ist gar nicht so leicht, da man zusätzlich darauf achten muß, daß nicht plötzlich, als Belastungsausgleich, der Bauch herausgestreckt wird.

Mit all dem bisher Gesagten soll in erster Linie immer wieder ein und derselbe Zweck verfolgt werden: körperbewußt sein, die Augen aufmachen und sehen lernen. Und immer wieder beobachten: sich selbst und die anderen. Sie werden einen besseren Blick für ihre Umgebung bekommen, zum Psychologen werden und sich den Psychiater ersparen. Ist das nicht ein wenig Nachdenken, ein wenig Mühe wert?

## 3. Das Liegen

Winston Churchill hat den bekannten Ausspruch getan: „Wenn ich liegen kann, will ich nicht sitzen, wenn ich sitzen kann, will ich nicht stehen.“ – Nun ja. Die Auffassung hat etwas für sich. Jeder kann sich seinen eigenen Reim darauf machen. Wichtig wäre aber auf jeden Fall, daß man sowohl Sitzen wie Liegen und vor allem Stehen – das sind die drei Ruhespannungen der Ismakogie – physiologisch richtig, also gewinnbringend für die körperliche Gesundheit und Schönheit praktiziert.

Wir liegen im Bett, auf der Couch, in der Sonne und im Schatten; in der Badewanne, auf der Erde, im Heu und auf der Wiese. Der Möglichkeiten gibt es viele, je nach Belieben und Geschmack. Erwiesen ist, daß wir ungefähr ein Drittel unseres Lebens liegend, im Schlaf, verbringen. Oft allerdings nicht in Morpheus Armen ruhend, sondern vielfach eher von Alpträumen geplagt. Der Schlaf, das wichtigste Regenerationsmittel für unseren Körper, ist zu einem Problem geworden; Schlaflosigkeit macht sich breit wie eine Seuche, der Griff nach dem Schlafpulver wird zur Gewohnheit.

Das Aufwachen nach solchen Nächten ist dementsprechend. Kopfschmerzen, bleierne Müdigkeit, obwohl man doch frisch, ausgeruht und munter sein sollte – oder es tun einem „alle Knochen“ weh. Von Unlust und schlechter Laune gar nicht zu reden.

All das kann einem gesunden Menschen widerfahren, wenn er verkrampft im Bett liegt, ohne lockere Gelenke, ohne Ruhespannung der Muskeln.

Wie sieht es mit den durchschnittlichen Schlafgewohnheiten aus? Beim Liegen auf dem Rücken bildet der Körper zwei rechte Winkel: Fuß-Unterschenkel und Hals-Kinn. Die Abweichungen von dieser Stellung sind durch die Kopfkissenhöhe bedingt. (Am besten wäre es ja, auf das Kissen überhaupt zu verzichten. Sie haben es sich auch schon oft vorgenommen, aber – haben Sie es wirklich schon einmal probiert?)

Beim zu hohen Kopfkissen wird die Halswirbelsäule abnorm nach vorne gebeugt, der Kopf fällt auf die Brust – Hängewangen und Doppelkinn sind die sichtbaren Folgen. Daneben gibt es aber noch hörbare Folgen: Durch das Herabsinken des Kinns fällt das Zungenbein nach vorne, der Kehlkopf wird komprimiert, die Stimmbänder gehen etwas auseinander, und beim Atmen entsteht dadurch ein pfeifendes, gurgelndes oder sägendes Geräusch: das Schnarchen.

Ist man sich einmal klar darüber, daß auch das Schnarchen nur durch eine falsche, verkrampfte Lage entsteht – vorausgesetzt, daß nicht Krankheiten des Nasen-Rachenraumes die Ursachen sind –, dann könnten viele Ehezwistigkeiten vermieden werden.

Das hohe Kopfkissen ist noch für andere Dinge verantwortlich: Die Brustwirbelsäule krümmt sich gleicherweise, die Weichteile des Bauches wölben die Bauchdecke vor, und meist werden dann noch die Beine in den Knien abgeknickt. Es kommt eventuell zu Stauungen im Bereich der unteren Extremitäten – der Beine – und damit zu Zirkulationsstörungen. Kalte

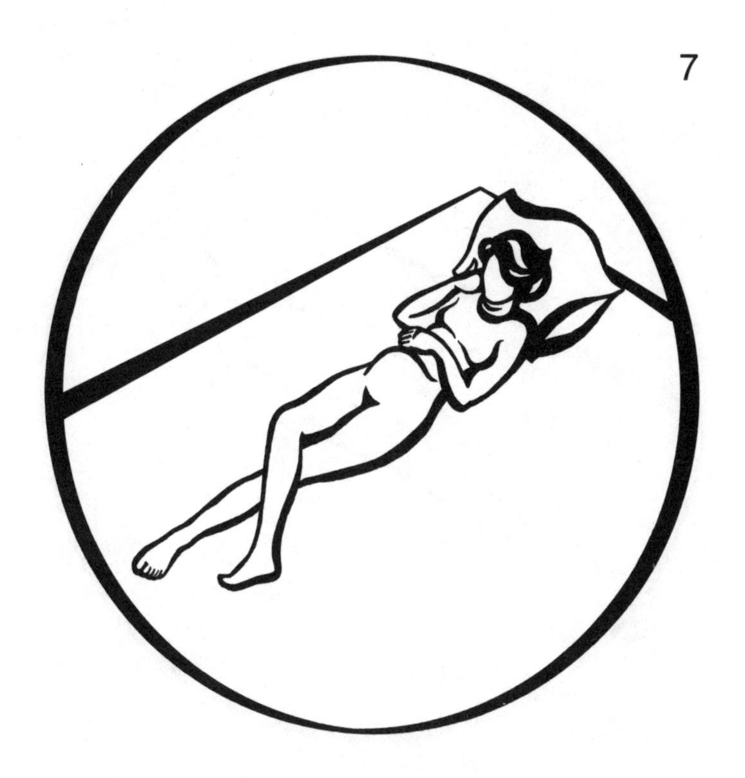


Füße können sich auf diese Weise nicht erwärmen (Abb. 7).

Richtig wäre es, flach zu liegen, das heißt, das Kopfkissen sollte nur so hoch sein, daß der rechte Winkel zwischen Hals und Kinn beibehalten werden kann. Die Arme liegen locker neben dem Körper, mit den Handflächen nach unten (im Gegensatz zu Yoga, welches die Handflächen nach oben gehalten vorschreibt). Die Ellbogen sind in der Mittelstellung, die Beine liegen locker nebeneinander und sind weder in Kniehöhe noch in Knöchelhöhe überkreuzt. (Jedes Überkreuzen könnte wieder zu Stauungen führen!) In

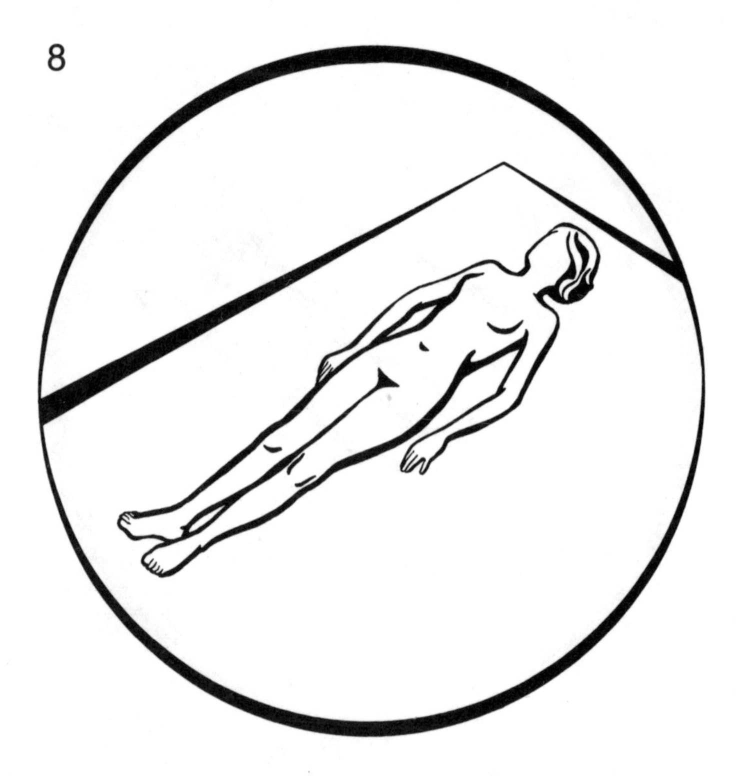


dieser Lage werden Sie sofort gut einschlafen und ruhig und tief durchschlafen (Abb. 8). Wenn Sie sich in der Nacht während des Schlafens auf die Seite oder auf den Bauch rollen, wird das schon auf lockere, das heißt physiologisch richtige Art erfolgen.

Natürlich kann man auch auf der Seite liegend einschlafen – doch hat auch diese Lage ihre Tücken: Die Arme nicht vor der Brust verschränken, das engt die Lungenatmung ein und begünstigt eine Hängebrust. Die Beine nicht stark abgewinkelt zum Körper ziehen, das drückt auf die Eingeweide, stört die Verdauungsvorgänge und führt zu Stauungen in der

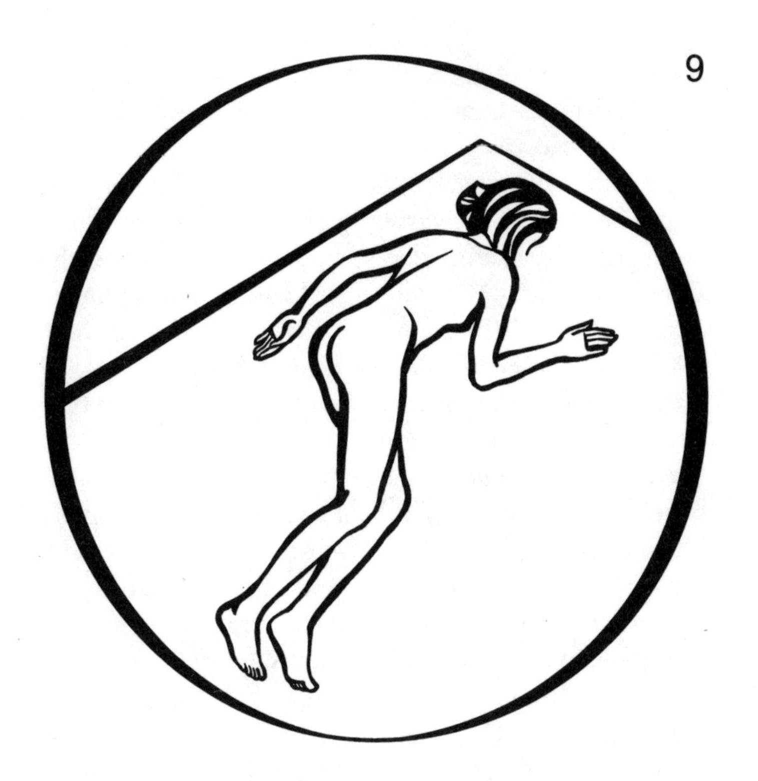
9

Zirkulation. Abgesehen davon sind bei dieser Stellung alle Muskeln in Spannung und nicht in der erholsamen Ruhespannung.

Richtig ist das Schlafen auf der Seite so: locker gestreckt seitlich liegen, mit dem Gesicht auf dem flachen Kissen – in dem Fall besser auch ohne Kissen – ein Arm nach rückwärts und ein Arm zur Seite gestreckt, so daß die Brust ganz weit wird. Die Beine können übereinander, aber auch locker nebeneinander liegen (Abb. 9).

Und wie sieht es bei den Bauchschläfern aus? Nichts leichter als das: Sie liegen auf dem Bauch, drehen den

Kopf zur Seite – das Kissen haben Sie bereits aus dem Bett verbannt – und legen die Arme locker seitlich neben den Körper.

Die alten Ägypter glaubten daran, daß der Mensch im Schlaf in die Urgewässer hinabtauchte, um sich dort zu regenerieren; und den Griechen galt Hypnos als Gott des Schlafes, der mit seiner Hand den Schlummer ausstreut wie ein Sämann das Saatgut. Unser „Sandmännchen" ist ein Relikt aus heidnischer Zeit.

Also selbst das Liegen beim Schlafen ist, vom Standpunkt der Ismakogie betrachtet, nicht problemlos. Zu sagen, ich liege, wie es mir paßt, wie es für mich bequem ist – ist in Wirklichkeit meist nicht richtig. Denn oft ist „bequem" mit „verkrampft" gleichzusetzen und nur eine schlechte Angewohnheit geworden.

Das verkrampfte Liegen hat bei Frauen noch eine weitere häßliche Folge: Durch das Zusammendrücken des Busens entstehen auf dem Dekolleté häßliche Falten, und die Frage an die Kosmetikerin, wie man dieses Übel beseitigen könnte, wird sehr häufig gestellt. Die Beseitigung ist möglich, aber vorbeugen ist wie immer und überall besser als heilen. Also vor allem richtige Liegehaltung. Weiters eine Creme, die das Bindegewebe festigt und, als wichtigstes, elektrokosmetische Behandlungen, welche diese Falten wieder ausbügeln. Aber jeder Rückfall in die falsche Lage wird zu neuer Faltenbildung führen beziehungsweise die Beseitigung der Falten erschweren.

Wichtigste Voraussetzung für „richtiges" Liegen ist, daß sowohl die Muskeln wie auch die Gelenke locker sind. Die Notwendigkeit des gelockerten Körpers ist besonders eindrucksvoll, wenn es zu „zwangsweisem

Liegen“ – nämlich beim Fallen kommt. Bei jeder Sportart, sei es Fußball, Reiten, Skifahren, Leichtathletik, Judo, Karate oder was immer – der Ausübende kommt irgendwann einmal zu Fall. Und da ist es sehr wichtig, wie er fällt. Fällt er locker, wird er sich nicht weh tun, auch wenn der Sturz noch so gefährlich aussieht. Fällt er verkrampft, das heißt, hat er das Fallen noch nicht gelernt, muß er wahrscheinlich mit Verletzungen aller Schweregrade rechnen.

# 4. Das Gehen

„Lydia stieg die Hoteltreppe herunter. Bei ihr kam jede Gemütsregung sofort in ihrem Gang zum Ausdruck. An der Art, wie sie beim Herabsteigen die Knie hob und den Fuß stellte, war erkennbar, daß sie nichts besonderes vorhatte. Nicht die untadelige Schönheit ihrer Beine war das Bedeutsame, sondern daß in diesen Beinen, wenn sie in Bewegung waren, das innerste Wesen Lydias ergreifend zum Ausdruck kam . . ."

Gute Autoren sind an und für sich auch gute Beobachter. Was Leonhard Frank hier an seiner Hauptfigur in dem Roman „Bruder und Schwester" beschreibt, ist an und für sich jedem Menschen eigen. Nichts ist so typisch für die persönliche Eigenart wie der Gang, das Gehen. Der erste Eindruck, den wir von einem Menschen gewinnen, beruht auf seiner Art sich zu bewegen, zu gehen. Müdigkeit und Resignation, Freude und Lebenslust, körperliche Disziplin verrät unser Gang. Beim hemmungslosen Sich-gehen-Lassen drückt allein die passive Form schon alles aus! Man müßte daher besonderes Augenmerk darauf legen. Und dabei stellt sich bei näherer Betrachtung heraus, daß auch das Gehen erst wieder gelernt sein will, daß die meisten Menschen physiologisch falsch gehen. Die Fußgängerzonen in den Städten sind hier eine Fundgrube für geschulte Beobachter. Machen Sie einmal einen Test; setzen Sie sich in eines der zahlreichen Cafés im Freien, und nehmen Sie von diesem gesicherten Standpunkt aus ihre Mitmenschen unter die Lupe. Das Ergebnis wird fatal sein: Menschen im vorgerückten Alter schieben sich meist nur mehr aus den Kniekehlen heraus vorwärts, die Jungen wieder betonen ihre Lässigkeit durch schlechte Allgemeinhaltung; einigen sieht man die Schmerzen im Fuß schon von weitem an (falsche Schuhe, falsches Gehen!), viele treten mit der ganzen Fußsohle auf, und noch mehr verlagern das Hauptgewicht auf die Zehen. Keine erfreuliche Bilanz.

Naturvölker und Kleinkinder werden ihre Muskulatur noch bewegungsgerecht einsetzen. Das Gehen ist bei ihnen, man möchte fast sagen ein tänzelndes Schwingen, ein rhythmisches Federn. Es schwingt der ganze Körper, es schwingt auch das Becken. Aber nicht seitwärts, wie es vielleicht sehr „sexy" wirken mag, sondern in der Längsachse des Körpers. Der Fuß rollt ab – vom Aufsetzen der Ferse auf den Boden bis zu den Zehen, welche als letzter Fußteil den Boden wieder verlassen.

Zum Gehen ist die große Hüftmuskulatur da. Das Gehen soll somit aus der Hüfte heraus den Bewegungsimpuls erhalten. Nach dem Abrollen von der Ferse bis zum letzten Abheben des Fußes hält man den Vorfuß leicht nach außen, während er beim Abheben nach innen gedreht wird, also in Beugehaltung geht. Man denke dabei an den Säugling auf dem Wickeltisch, der die Beinchen angezogen und dabei die Füße einwärts gedreht hat. Das ist Beugehaltung. Streckt das Baby aber die Beinchen, werden automatisch die Füße nach außen gedreht: Streckstellung. Die Ferse geht dabei nach innen und die Zehen nach außen.

Das Baby und auch das Kleinkind machen diese Bewegung unbewußt richtig – wir müssen es oft erst wieder lernen! Beim Aufsetzen des Fußes (Streckstellung) zeigen also die Zehen auseinander, die Fersen zueinander. Automatisch tendieren dabei die Knie auseinander, und das Becken wird schmal. Diese Bewegung wird am besten und wirksamsten stark übertrieben geübt, damit sie dann im Alltagsleben richtig abläuft.

Oberschenkel heben, dabei die Fußspitze leicht nach innen fallen lassen und die Fersen nach außen heben. In der Luft wird eine kleine Drehung ausgeführt, die den Fuß mit den Zehen nach außen und mit der Ferse nach innen auf den Boden aufsetzen läßt, das Bein somit in Streckstellung bringt. Bei dieser Streckung tendieren die Knie automatisch auseinander, und das Becken wird wieder schmal. Schmale Hüften und Oberschenkel ohne Reithosenform sind das sichtbare Zeichen eines physiologisch richtigen Ganges. Zu betonen ist noch, daß die Füße voreinander, also wie auf einem Seil, aufgesetzt werden sollen (Abb. 10).

Wie kompliziert es doch ist, natürlich zu sein! Das Gehen, das wir als Kinder ganz unbewußt richtig gemacht haben, müssen wir jetzt als Erwachsene bewußt Phase für Phase üben, bis die anfänglichen Schwierigkeiten überwunden sind, bis man eines Tages – und der Tag kommt bestimmt! – nicht mehr anders gehen kann. Der Erfolg ist greifbar – im wahrsten Sinn des Wortes. Denn Fett hat bei solcher Art zu gehen keine Chance, sich an den Oberschenkeln festzusetzen, die gefürchteten „Reithosenansätze", die auch gern bei schlanken Personen „sich breit machen", verschwin-

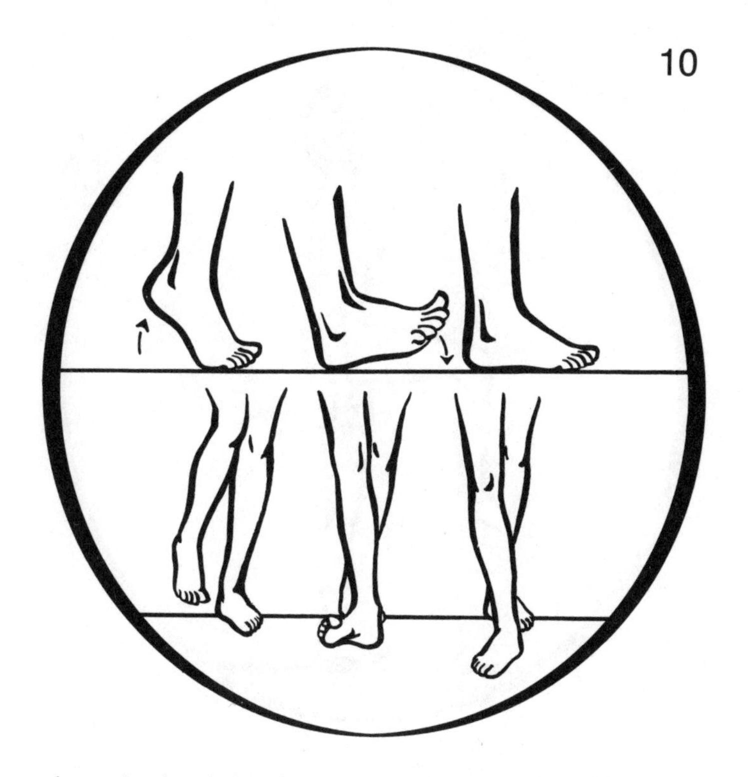


den wie durch Zauberei. Nur mit dem feinen Unterschied, daß man selbst der Zauberer gewesen ist.

Ein Wort zur Schrittlänge: diese ist jedem Menschen von Natur aus vorgegeben. Es wirkt immer ungeheuer komisch, wenn jemand trippelt, also zu kleine Schritte macht im Verhältnis zu seiner Größe; es ist aber gleichermaßen grotesk, wenn eine zierliche Frau sich mit Riesenschritten fortbewegt. Auf ganz einfache Weise kann jeder Mensch die ihm angemessene Schrittlänge selbst erkennen: Wenn er den Oberschenkel hochzieht – also waagrecht hochhebt – und den Unterschenkel dabei so mitzieht, daß beide zueinander

11

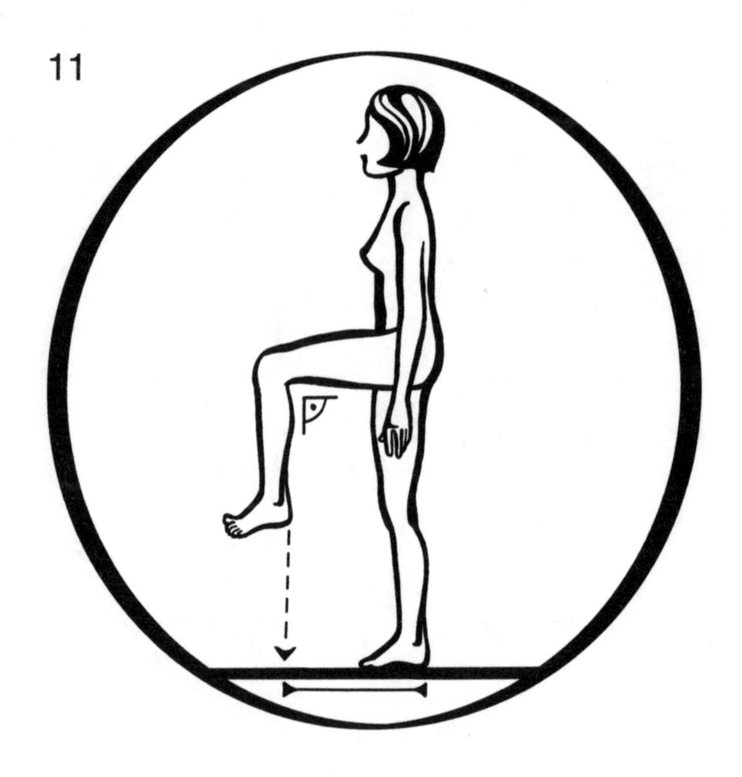

einen rechten Winkel bilden. Dann läßt man den Fuß einfach auf den Boden fallen. Die Entfernung der beiden Füße voneinander ergibt auf diese Weise die individuell ideale Schrittlänge, welche von der Länge des Oberschenkels bestimmt wird (Abb. 11).

Grundsätzlich wäre noch zu sagen, daß man den Körper nicht mit einem Plumps auf den vorschreitenden Fuß fallen läßt, sondern die Bewegung muskulär auffängt. Also: Federnd den Körper tragen! Leise gehen, auf einer imaginären Linie Ferse vor Ferse setzen, gerade und königlich. Groß und hoch – aber nicht hochnäsig. Eine in die Luft gestreckte Nase erinnert an ein futtersuchendes Tier. Der Mensch wird über die Wirbelsäule groß und gelangt über die Nakkenlinie zu einem hohen Scheitel.

Ganz im Gegensatz zu anderen Bewegungslehren, zu Gymnastik und Ballett, streckt man bei der Bewegung des Beines die Fußspitze nicht. Der Fuß soll keine Verlängerung des Unterschenkels bilden. Im Gegenteil: Man zieht den Fuß, und vor allem die große Zehe, so weit es geht vom Boden weg, zum Körper hin.

Frau Anne Seidel nennt die große Zehe den „Dirigenten", der in hohem Maße für unsere Gesamterscheinung, für unser Aussehen, für das ideale orchestrale Muskelspiel verantwortlich ist. So einfach ist das also: Man braucht nur die große Zehe vom Boden zum Körper hin bewegen – hin und zurück, so oft wie nur möglich, und schon ist der Körper gestreckter, die Wangen gehoben (Abb. 12).

Hier wieder ein Test: Falls Sie in der glücklichen Lage sind, mit ihrer großen Zehe bereits „dirigieren zu können, führen Sie dieses „Kunststück" doch ihren Freunden, Bekannten und Verwandten vor, mit der Aufforderung mitzumachen. Die meisten werden dabei versagen, die scheinbar einfachste Sache der Welt ist für viele zunächst ein Ding der Unmöglichkeit: die große Zehe rührt und rührt sich nicht vom Fleck – oder der ganze Vorfuß hebt sich hoch.

Hier hilft nur üben, üben und wieder üben und nicht den Mut verlieren. Es gilt, die Schuhe, die Strümpfe, wo man nur kann, wegzuwerfen, die große Zehe bewegen zu lernen und das richtige, gleichmäßige Gehen dazu.

12

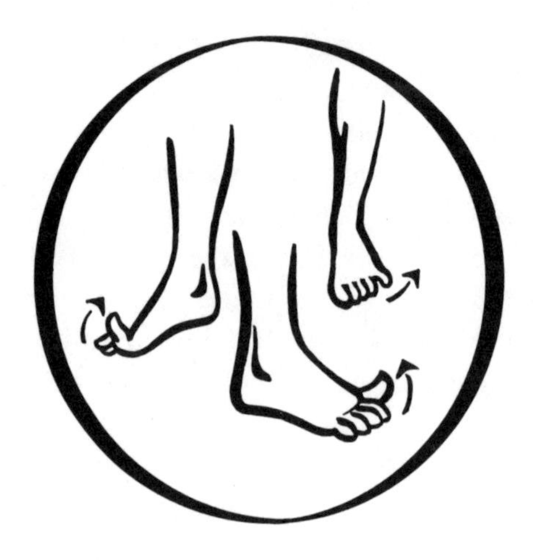

Sehr bald schon wird man bemerken, daß Gehen ein Vergnügen sein kann, daß man beim physiologisch richtigen Gehen viel weniger müde wird als zu der Zeit, da man von Ismakogie noch nichts wußte. Wer jahrelang gewöhnt war, Einlagen zu tragen, wird sie eines Tages wegwerfen, weil sie einfach nicht mehr gebraucht werden. Sogar die gefürchteten „Frostballen“ (halux valgus), die unter anderem auch durch das Tragen zu enger Schuhe entstanden sind, verlieren ihren Schrecken, können erheblich gemildert – wenn nicht überhaupt eines Tages zum Verschwinden gebracht werden.

Natürlich wollen wir nicht plötzlich zu Naturapostel werden, sollen aber barfuß beziehungsweise schuhlos gehen, so oft dies nur irgendwie möglich ist. Vor allem sollten wir in unserer Freizeit unsere Schuhe für einige Zeit weglegen und unsere Fußmuskulatur spielen lassen; ideal ist das Spazierenlaufen im feuchten Meeressand oder auf weichem Moosboden – aber auch auf hartem Bretterboden ist das Gehen ohne Fußbekleidung oder höchstens mit Hüttenschuhen oder Socken viel gesünder als die besten „Gesundheitsschuhe“.

Das richtige Gehen gehört zum A und O der Ismakogie. Rhythmisch federnd gehen ist die beste und gesündeste Bewegungsart, besser noch als schwimmen. Der Körper nimmt bei jedem Schritt Kontakt mit dem Boden, und dieser Widerstand bewirkt eine natürliche Streckung. Wichtig: Nicht immer nur ebene Wege wählen! Man darf oder soll sogar krumme Wege nehmen, Abhänge quer durch den Wald, damit die durch die Bodenbeschaffenheit erforderlichen Muskeleinsätze wirklich alle Fußmuskeln beanspruchen. Man sollte daher, wo und wann immer man Gelegenheit dazu hat, gehen und auch das Gehen anderer Menschen beobachten. Aus den Fehlern der anderen lernt man mehr, als man glaubt! Die bewundernden Blicke, die man für die Mühe ernten wird, steigern die Bereitschaft zur Arbeit an sich selbst. Für alle, Männer wie Frauen, sollte das Liftfahren auf ein Minimum beschränkt werden. Viel gesünder ist es, bewußt „Stiegensteigen“ zu üben: federnd, das eigene Gewicht mit den Füßen muskulär tragend – bei aufrechter Haltung. Bei richtiger – physiologisch richtiger – Bewegung wird man kaum etwas rascher atmen als sonst; bei falscher Bewegung wird die Atmung mehr ein Keuchen sein.

Die Mode bringt immer wieder hohe und überhohe Schuhabsätze. Solange man sie nicht dauernd trägt, ist auch nichts dagegen einzuwenden. Doch sollte man nicht vergessen, daß hohe Absätze die Wadenmuskulatur ebenso verkürzen wie jede andere Dauerüberdehnung der Füße in Richtung Fußspitze abwärts (wie etwa häufig wiederholter Zehenspitzenstand). Eine der vielen Folgen dieser Überforderung ist die übermäßige Vertiefung der physiologischen Krümmung der Lendenwirbelsäule, das Hohlkreuz, in Wien schlicht „Stockerlpopo“ genannt.

Doch nicht genug damit, die Kettenreaktion geht weiter: Der geschilderten übermäßigen Lordosierung (Krümmung der Wirbelsäule über dem Becken zur Bauchseite hin) folgt zwangsweise die Bildung eines Rundrückens, der sich fallweise sogar zu einem stark gewölbten häßlichen „Buckel“, einer Kyphose, entwickeln kann. Dieser Krümmung der Brustwirbelsäule schließt sich eine extreme Biegung (Lordosierung ) der Halswirbelsäule an. Der Hals wird kurz und breit, der Nacken gestaut, der Kopf versinkt zwischen den Schultern. Die Ausbildung eines Doppelkinns ist eine weitere unausbleibliche Folge, die mit dem Absinken der Wangen Hand in Hand einhergeht.

Die Verbindung Fuß-Kopf ist bei der Ismakogie von größter Bedeutung. Die teuersten Cremes und das raffinierteste Make-up können Falten und Doppelkinn nicht verschwinden lassen. Die Ismakogie kann es. Das hat die Praxis tausendfach bewiesen.

Eine spezielle Art des Gehens ist das Wandern, und es kann nicht oft genug betont werden, daß Wandern, und zwar das rhythmisch federnde Wandern in guter Luft die beste Art der Bewegung ist. Es trägt viel zur Harmonisierung der Grundstimmung bei und natürlich auch zur Erhaltung der Gesundheit. Bei keiner anderen Bewegung wird das Blut so kräftig und gleichmäßig mit Sauerstoff beladen und in alle Zellen transportiert; und bei keiner anderen Bewegung werden alle quergestreiften Muskeln, aber auch das Herz so gleichmäßig beansprucht. Das Wandern ist ein Vorbeugungsmittel gegen, wie auch ein ideales Training nach einem gut überstandenen Herzinfarkt.

Ob auch Goethe das Wandern als Jungbrunnen im allgemeinen und als Therapie im besonderen verstanden hat? Unter seinen Epigrammen, die über die „Fähigkeit zur Vervollkommnung" (Perfektibilität) pointiert aussagen, findet sich eines, das zu denken gibt: „Willst du besser sein als wir, Lieber Freund, so wandre!" – Ein Leitsatz wie so viele, die er geprägt hat? Oder vielleicht doch etwas ganz anderes? Auf jeden Fall könnte man diese Zeilen zum „Spruch des Tages" wählen; die Faulen sollten ihn sich über ihr Bett hängen.

Eine ausgezeichnete Möglichkeit, sich selbst und auch die anderen zu beobachten, bieten die großen Repräsentationsbälle. So ein Ball war und ist ein großes gesellschaftliches Ereignis. Man gibt Unsummen aus, um sich schön zu machen, man ist bereit, sich von der besten Seite – der sogenannten „Schokoladenseite" – zu zeigen, man zieht den Bauch ein (weil sonst der Frack nicht mehr passen würde), mit anderen Worten, man will das Bestmögliche aus dem Geld, das man investiert hat, wieder herausholen, will flirten, tanzen und den Charme eines ganzen Jahres auf einen Abend konzentrieren. „Seid nett zueinander", steht imaginär auf den Gesichtern geschrieben – und im allgemeinen ist man es auch.

Aber je weiter der Abend sich dem Morgen zuneigt,

desto verzerrter wird das anfänglich so strahlende Bild. Es beginnt schon bei den Debütantinnen: Zuerst sind es zauberhafte junge Mädchen, die mit leisem Lächeln und anmutig untadeliger Haltung den Eröffnungswalzer zelebrieren. Ein wenig später schon, wenn sie sich unbeobachtet glauben, werden sie zu trostlos anmutenden Geschöpfen, die mit gekrümmtem Rücken dahinschleichen, mit ausdrucksleeren Gesichtern und schlechter, ja armseliger Haltung. Am besten bestehen erstaunlicherweise die älteren Semester die Probe. Die harten Jahre sind für sie nicht vergebens gewesen. Sie wissen, worauf es am meisten ankommt: Haltung bewahren – eine Devise, die leider von den jungen Menschen nicht ernst genug genommen wird und viel später unendlich mühsam wieder erlernt werden muß.

Wieso kann es plötzlich geschehen, daß eine Frau – oder ein Mann – wie aus der anonymen Masse herausgehoben auf uns wirkt und unsere ganze Aufmerksamkeit erheischt? Nicht außergewöhnliche Schönheit oder besondere Eleganz der Kleidung sind dafür verantwortlich, sondern die starke, einmalige Persönlichkeit, die Anziehungskraft eines Menschen, der sich frei und ruhig bewegt, der sich durch natürlich-schöne Körperführung, Gestik und Mimik in der besten Weise darstellt. Das alles wird vielleicht nur im Unterbewußtsein registriert; die Erklärung, warum dieser Mann oder diese Frau „anders" ist, findet sich viel später. Der erste gute Eindruck jedenfalls ist zweifellos auf eine gewisse Ausstrahlung, eine schöne Haltung, eine harmonische Art sich zu bewegen zurückzuführen.

Thomas Mann hat in seinen „Buddenbrooks" einen

Leitsatz geprägt: „Glück und Zufriedenheit ist entweder in uns oder nirgends." Und als Fortsetzung beziehungsweise Ergänzung zu diesen Worten sei hinzugefügt, daß der Mensch nicht ehrlich zu sich selbst ist, wenn er behauptet, sein Aussehen, die positive oder negative Beurteilung seiner Person durch die Umwelt, wäre ihm gleichgültig. Diese Worte kommen einer Selbstaufgabe gleich. Für Glück und Zufriedenheit ist jeder Mensch für sich selbst zuständig.

Wir leben nun einmal in einer Gesellschaft, sind mehr oder weniger auf unsere Mitmenschen angewiesen. Warum dann nicht das Beste daraus machen! Was uns Gutes getan wird – und dazu gehört zweifellos auch eine Bemerkung über unser Aussehen –, kommt auf dem Weg über unsere Ausstrahlung wieder den anderen zugute. Und umgekehrt. Es mag nicht leicht sein, mit schlechten Gewohnheiten zu brechen, aber – hat man erst den Anfang hinter sich und die ersten, anerkennenden Blicke geerntet, dann geht es mit Riesenschritten vorwärts.

## 5. Niedersetzen – Aufstehen

Nach dem Sitzen, Stehen, Gehen ist es an der Zeit, auch über das richtige, das heißt anmutige Niedersetzen beziehungsweise Aufstehen zu sprechen. Wer dies für übertrieben hält, möge nach bewährtem Muster wieder einmal seine Zeitgenossen (und vielleicht auch sich selbst?) mit wachen Sinnen beobachten.

Je nach Temperament und Körperfülle ergeben sich da folgende Bilder: Ein schlanker, noch attraktiver Mann von 50 Jahren gibt sich betont jugendlich und bevorzugt es, rittlings einen Sessel zu besteigen, sich auf die Lehne zu lümmeln und dann auf recht kindliche Art hin und her zu schaukeln und dabei Konversation zu führen. Überflüssig zu sagen, daß man dabei leicht recht unsanft mit dem Boden in Berührung kommen kann. Das Aufstehen geht ebenso forsch vor sich: auf die Lehne aufstützen, den Sessel mit einem Ruck unter dem Gesäß wegziehen und mit Schwung und Krach wieder hinstellen. Eine reife, artistische Leistung, eine Zurschaustellung von Jugend und Kraft. – Glaubt er.

Dieser eher von Männern gewählten, aber gar nicht so seltenen Abart des Niedersetzens stehen die alltäglichen Bilder eines falschen Bewegungsablaufes gegenüber. Die häufigste Unart beim Aufstehen etwa ist es, sich schwer an eine Tischkante anzuklammern, mit den Armen hochzuziehen und den Sessel mit dem Gesäß wegzuschieben. Oder beim Niedersetzen: mit weit vorgebeugtem Oberkörper sich mit einem nachhaltigen Plumps auf einen Sessel fallen lassen; einen besonders häßlichen Anblick bietet hier ein fülliger Frauenkörper mit weit aus der Körperebene hinausgedrängtem Gesäß, das sich schwer in einen der so verlockenden tiefen Klubfauteuils sinken läßt. Fast automatisch gehen bei dieser Art des Niedersetzens die Knie auseinander, und es bedarf einigen Hin- und Herrutschens, um alles (sprich: Fett) wieder ins rechte Lot zu bringen. Fettleibige Menschen scheinen sich kaum noch anders verhalten zu können, doch bieten auch junge und schlanke Frauen durch falsche Haltung einen ähnlich unästhetischen Anblick. Die Selbstverständlichkeit schöner Bewegungen scheint verlorengegangen zu sein. Und unsere Augen sind bereits derart abgestumpft, daß sie diese und ähnlich häßliche Verhaltensweisen als gegeben hinnehmen.

Natürlich schönes Niedersetzen und Aufstehen sollte so lange geübt werden, bis man es völlig unbewußt beherrscht. Die richtige Vorgangsweise ist, sich mit geradem Oberkörper langsam auf den Stuhl – oder wo immer man will – niederzulassen und dabei die Beine beziehungsweise die Füße in rechtem Winkel oder in Schrittstellung vor den Stuhl zu stellen. Richtig ist es, auch wieder mit aufgerichtetem, geraden Oberkörper durch das Hochziehen des Körpermittelpunktes zum Stehen zu kommen. Das Aufstehen kann man sich anfangs dadurch erleichtern, daß man den Schwerpunkt durch leichtes Schwingen vorverlegt und gleichzeitig den „Nabel hochzieht“, damit die Beine beziehungsweise die Füße die ganze Schwere des Körpers wieder übernehmen können.

Für den Anfang ist es auch angezeigt, einen geraden,

harten Sessel als Übungsobjekt zu verwenden. Hat man das Gefühl dafür einmal erworben, dann kann man sich auf jeder Sitzgelegenheit – gleichgültig wie hoch oder niedrig, modern oder unmodern, hart oder gepolstert sie sein mag – „richtig“ aufrecht halten beziehungsweise sich „richtig“ niedersetzen; und natürlich auch wieder „richtig“ aufstehen.

Beim Sitzen im Auto, beim Chauffieren, wird unter den vielen lümmelnden, verkrümmt sitzenden Lenkern der sich „königlich“ haltende angenehm auffallen. Bei längeren Fahrten ist es von Vorteil, sich dann und wann mit dem linken Fuß vom Boden abzustemmen und sich dadurch körperlich (ganz-körperlich) zu strecken.

„Laß mich sitzen, wie ich will!“ oder: „Ich bin müde zum Umfallen!“ oder: „Mir tut mein Kreuz so weh!“ oder „Mein Kopf ist so schwer, ich muß mich anlehnen!“ – das sind Redensarten, die man immer wieder zu hören bekommt. Die Ismakogie lehrt: Es ist nicht bequem, sich breit auseinanderfallen zu lassen! Eine unphysiologische Haltung macht rasch müde, ist nicht bequem – und kann es auch nicht sein. Lümmeln ist falsch verstandenes, mißverstandenes Ruhen.

Es dauert nur ganz kurze Zeit, bis man selbst diese Entdeckung macht, selbst erkennt, daß die richtige muskuläre Anpassung in Bewegung und Haltung weit weniger anstrengt als Fehlhaltungen. Für jede Bewegung sollte jeweils primär die dafür vorgesehene Muskelgruppe eingesetzt und dadurch die Komplexität des Muskelspiels ausgelöst werden. So für das Gehen die Hüftmuskulatur, für Armbewegungen die Oberarmmuskulatur und so weiter (Hüftgelenks- und Schultergelenksaktionen). Dann läuft das Spiel zwischen Bewegung, Gegenbewegung und Atmung leicht und ohne Anstrengung ab.

Diese naturgesetzliche Arbeitseinheit ist der Grundgedanke der Ismakogie, denn atmen müßte der Mensch nicht erst lernen. Hat er aber durch Bewegungsmangel das selbsttätig harmonische Ineinanderwirken von Bewegung und Atmung gestört, dann kann Ismakogie jeden Menschen darauf zurückführen.

# 6. Die Atmung

Atmen heißt leben, Atmung ist daher lebensnotwendig. Der erste Atemzug bringt uns das Leben, der letzte löscht es aus. Nun sollte man meinen, daß richtiges Atmen so selbstverständlich für jeden Menschen ist wie Tag und Nacht. Das Gegenteil ist der Fall. Viele atmen falsch, noch viel mehr atmen nur oberflächlich.

Was ist der Sinn der Atmung, was geht dabei vor sich? Hier ist eine kleine medizinische Abhandlung nicht zu vermeiden. Zunächst über den inneren Sinn der Atmung: alle Körperzellen müssen mit Sauerstoff versorgt werden. Aus der Verbindung von Sauerstoff mit bestimmten, durch die Nahrung zugeführten Stoffen wird Energie frei, die man zum Leben benötigt: der sogenannte Verbrennungsvorgang. Das heißt also, in den Zellen wird Sauerstoff verbraucht, und zugleich wird dabei Kohlensäure frei, die durch die Atmung – ihre zweite wichtige Aufgabe! – wieder ausgeschieden wird.

Der Sauerstoff-Kohlensäure-Austausch erfolgt in den Lungenalveolen, das sind kleine Bläschen, welche von einer feinen Membran und von einem dichten Kapillarnetz (kleinste Gefäße) umkleidet sind. Ein Mensch besitzt durchschnittlich 400 Millionen solcher Lungenalveolen; würde man diese ausbreiten, ergäben sie eine durchschnittliche Fläche von 100 $m^2$ bei der Frau beziehungsweise 130 $m^2$ beim Mann.

Die Träger dieses Gasaustausches sind die roten Blutkörperchen. Das kohlensäurehältige Blut wird vom Herzen über die Lungenarterie zur Lunge und zu den kleinen Lungenalveolen gepumpt, und dort erfolgt durch die feine Membran der Lungenalveolen und durch die feine Gefäßwand der Kapillaren hindurch der Gasaustausch: Kohlensäure wird von den Blutkörperchen abgegeben, und Sauerstoff lagert sich an das Hämoglobin, den Farbstoff der roten Blutkörperchen, an. Dieser Gasaustausch bedingt auch die Färbung der menschlichen Haut: Ist der Gasaustausch in Ordnung, dann ist die Haut rosig, ist der Gasaustausch aus irgendeinem Grunde gestört, dann stellt sich eine bläuliche Färbung ein – man spricht von Cyanose.

Der Austausch von Kohlensäure und Sauerstoff erfolgt durch den Gasdruck. Einmal ist der Druck der Kohlensäure stärker – einmal der des Sauerstoffs. Ist das Hämoglobin aber zum Beispiel mit Kohlenoxyd (zum Beispiel aus dem Leuchtgas) eine Verbindung eingegangen, dann ist es unmöglich, das Kohlenoxyd durch Sauerstoff zu ersetzen.

Die Lungen (es gibt links zwei Lungenlappen, rechts drei) sind durch einen Kapillarspalt mit der bindegewebigen Auskleidung des Brustraumes (Rippen- und Zwerchfell) so in Kontakt, daß die Lungen jede Bewegung des Brustkorbes mitmachen, also sowohl jede Erweiterung wie auch jede Verkleinerung. Im allgemeinen wird bei normaler Atmung ein halber Liter Luft ausgetauscht, bei intensiver Atmung können zusätzlich eineinhalb Liter (Reserve- oder Ergänzungsluft) ausgepumpt beziehungsweise wieder eingesogen werden, vorausgesetzt, daß alle Atmungsmuskeln arbeiten und die Beweglichkeit des knöchernen Brustkorbes gewährleistet ist. Die auch nach stärkster Ausatmung in den Lungen verbleibende „Residualluft" beträgt zwischen 800 und 1700 $cm^3$.

Yoga bezeichnet die Einatmungsluft als Prana und versteht darunter mehr oder minder die Lebensenergie. Yoga gibt ganz bestimmte Vorschriften für die Durchführung der Prana-Asanas. Um nur eine zu zitieren:

Man beginnt mit der Vorwölbung des Bauches (dadurch bedingt, daß sich der größte Atemmuskel, das Zwerchfell, kontrahiert); die Zwerchfellkuppen (Ruhestellung) werden abgeflacht, die Eingeweide nach unten gedrückt und müssen durch die nicht knöchern fixierte Bauchdecke ausweichen. Also: der Bauch wölbt sich vor.

Als nächstes werden Muskeln in Aktion gesetzt, die sich zwischen den einzelnen Rippen befinden und bei ihrer Kontraktion imstande sind, den Brustkorb in jeder Richtung zu erweitern. Da die Lunge dem knöchernen Brustkorb absolut folgt, ist auch durch diese Bewegung eine Vergrößerung der Lunge und damit Schaffung von mehr Gasaustauschmöglichkeiten gegeben.

Die Aktion der Rippenmuskeln wird nur dann von Erfolg gekrönt sein, wenn erstens die kleinen Muskeln zwischen den Rippen entsprechend trainiert und zweitens die Rippen in den Gelenken beweglich genug sind, um die Erweiterung des Brustkorbes zu gewährleisten. Sind die Rippen unbeweglich geworden, wie es durch zu oberflächliche Atmung vorkommen kann, dann bewegen sie sich im unteren Teil des Brustkorbes nicht mehr; es kommt zur Versteifung der Rippen – die

Lunge bleibt aber am knöchernen Brustkorb fixiert. Die Folge ist, daß der untere Lungenanteil nicht mehr arbeitet – die Medizin spricht von einem Emphysem.

Der dritte und letzte Teil der Yoga-Atmung, und zwar der Yoga-Vollatmung, ist das Heben der Schultern, um auch die Lungenspitzen an dem Gasaustausch teilhaben zu lassen.

Außer dem beschriebenen, durch die erwähnten Muskeln bewirkten Atmungsvorgang gibt es noch unzählige Hilfsmuskeln, welche bei extremen Atmungsbedingungen eingesetzt werden. Das kann bei Sportlern der Fall sein, die zu ihrer Höchstleistung einen stark vermehrten Sauerstoffbedarf haben oder aber bei Krankheiten, bei denen der Gasaustausch Kohlensäure-Sauerstoff nicht im gewünschten Umfang gewährleistet ist. Dann sieht man, daß sich der ganze Schultergürtel bei der Atmung mitbewegt, daß sogar die Nasenflügel sich blähen, um dem Körper möglichst viel Luft zuzuführen.

Die vorher erwähnte Yoga-Vollatmung darf aber nur drei- bis viermal hintereinander ausgeführt werden, denn sonst kommt es zur Sauerstoffübersättigung des Blutes, und – so paradox es klingt – auch das wäre gesundheitsschädlich. Der Impuls zur Atmung geht nämlich vom Atemzentrum des Zentralnervensystems aus, welches diesen Impuls aber nur dann gibt, wenn das Blut mit einer bestimmten Menge Kohlensäure angereichert ist.

Die Ismakogie kennt eigentlich keine Atemübungen, denn wenn man jede Bewegung physiologisch richtig ausführt, atmet man auch richtig, so daß die Atmung nicht extra geübt werden müßte. Aber besonders bei

Frauen kann man sehr oft bemerken, daß bei der Einatmung sich nur die Schultern ein wenig heben, sonst sieht man nichts; das heißt, die meisten Frauen atmen nur mit den Lungenspitzen. Auf die Aufforderung, doch einmal ganz tief zu atmen, wird man nur allzu oft feststellen müssen, daß der Bauch beim Einatmen eingezogen, beim Ausatmen vorgewölbt wird, also genau das Gegenteil von dem physiologisch richtigen Vorgang. Auf Grund der schlechten oder ungenügenden Atmung entstehen körperliche Mängel: Wie schon erwähnt, bilden sich über nicht betätigten Muskeln Fettpolster, in diesem Falle über der Magengegend und am Bauch, außerdem werden die Zwischenrippengelenke bewegungsuntüchtig, der Brustkorb versteift, in ganz krassen Fällen kommt es zu einem tonnenförmigen Aussehen des Brustkorbes und – zu einem Lungenemphysem, also zu Krankheit. Bis zu einem gewissen Grad kann man durch Atemübungen diese Fehler korrigieren, wobei die Atemübungen so lange als Übung durchgeführt werden müssen, bis sie zur Selbstverständlichkeit geworden sind. Die Erfahrung lehrt aber, daß die erste Lebensnotwendigkeit, das richtige Atmen, gar nicht so leicht ist, wenn man sich einmal falsches Atmen angewöhnt hat.

Leider gibt es verschiedentlich auch falsche Anweisungen für das Atmen, und so ist es notwendig, hier nochmals auf die natürliche Atmung einzugehen: Es ist leichter, zum Unterschied von der Yoga-Vollatmung, das richtige Atmen in der umgekehrten Reihenfolge zu lernen. Also zuerst ausatmen: die Schultern werden gesenkt, dadurch die Luft aus den Lungenspitzen ausgetrieben, dann die Rippen zusammengezogen, zuerst vielleicht sogar zusammengedrückt mit Hilfe der am seitlichen Rippenbogen flach angelegten Hände, und zum Schluß wird der Bauch eingezogen. Die Baucheingeweide drücken nach oben und schieben das Zwerchfell hinauf. Durch Einziehen des Bauches wird der letzte Rest der Atmungsluft ausgeatmet. Das Einatmen muß eigentlich nicht extra gelehrt werden, denn nach Luft schnappt jedermann automatisch.

Ganz besonders zu beachten ist nur, daß der Bauch beim Einatmen vorgewölbt wird. Wie bei allen Lebensvorgängen ist auch die Atmung beim Kind noch richtig und wird erst im Laufe des weiteren Lebens oberflächlich. Ein idealer Sport zur Bewahrung und zum Training der kindlich richtigen Atmung ist das Schwimmen. Dabei wird in der Beugehaltung eingeatmet und in der Streckspannung ausgeatmet, wobei der Körper, von den physiologischen Krümmungen der Wirbelsäule abgesehen, eine Ebene bilden soll, das heißt, das Gesicht muß im Wasser sein.

In der Nase befindet sich das Geruchsorgan, doch ist sie in erster Linie maßgebend an der Atmung beteiligt. Grundsätzlich sollte nur durch die Nase ein- beziehungsweise ausgeatmet werden. Die eingeatmete Luft wird erwärmt, gefiltert und befeuchtet. Dadurch werden Erkältungen verhütet, weil die schließlich in die Bronchien gelangende Luft durch die Passage der oberen Luftwege vorgewärmt wird, und eventuell in der Luft befindliche Fremdkörper werden durch die feinen Härchen der Nasenschleimhaut, die Cilien, daran gehindert, in die tieferen Luftwege zu dringen.

Würde man durch die Nase ein-, aber durch den Mund ausatmen, bestünde die Gefahr einer Unterkühlung der Nasenschleimhäute. Sie kämen nur mit kalter Einatmungsluft, doch nie mit vom Körper erwärmter Ausatmungsluft in Berührung.

Jeder Atemzug beginnt bei den Nasenflügeln (Einatmung) – die Nasenflügel werden rund und weit geöffnet – und endet bei den Nasenflügeln; die Nase wird beim Ausatmen lang und eng. Ganz deutlich wird dies beim ersten Atemzug eines Neugeborenen und beim letzten Atemzug – beim Scheiden von dieser Erde.

Jede Fehlhaltung des Körpers, aber auch jeder unphysiologische Bewegungsablauf muß den Brustkorb – also die für die Atmung zuständige Leibeshöhle – verengen und somit die Atmung beeinträchtigen. Egal, ob es vorgefallene Schultern sind, eine übermäßige Krümmung der Wirbelsäule, lümmelndes Sitzen oder übergeschlagene Beine, verkrampftes Liegen oder nicht rhythmisch federndes Gehen – die Folgen in bezug auf die Atmung werden sowohl in ästhetischer wie auch gesundheitlicher Sicht verheerend sein.

Ein Beweis mehr, wie wichtig „gelebte“ Ismakogie ist.

# 7. Wechseljahre, Alter

Der Philosoph und Sprachgelehrte Wilhelm von Humboldt schrieb in seinen „Briefen an eine Freundin" unter anderem auch über das Alter. Damals war er siebenundsechzig, seine langjährige Freundin zwei Jahre jünger:

„Sie erwähnen in Ihrem letzten Briefe die Beschwerden des Alters; sie sind allerdings, einzelne Fälle abgerechnet, wo sich die Kräfte spät in Rüstigkeit erhalten, sehr groß. Sie werden es besonders dadurch, daß sie in jedem Moment des Lebens wiederkehren und das Leben ganz eigentlich begleiten. Die gehemmte aber doch wenigstens durch Langsamkeit sehr erschwerte Tätigkeit ist, meiner Empfindung nach, das Drückendste. Dann die Unbehilflichkeit, daß man viele Sachen gar nicht oder nicht ohne große Beschwerlichkeit sich selbst und allein machen kann . . . Indem ich aber so alle Unbequemlichkeiten, die zu wahren Leiden anwachsen können, zugebe, und zum großen Theil an mir selbst empfinde, kann ich doch dem Alter nicht abhold sein und keine Klage darüber führen. Es gehört zur Vollendung des menschlichen Lebens, ein solches Heruntergehen der Kräfte zu empfinden und das menschliche Leben als ein Ganzes, sich aus sich selbst Entwickelndes durchzumachen, hat in sich etwas Beruhigendes, weil es den Menschen im Einklange mit der Natur zeigt . . . Man ist geduldiger, fühlt, daß über den Lauf der Natur keine Klage ziemt, und hat viel lebhafter das Gefühl, daß man durch immer gleichmüthige und sanfte Ruhe über alles Äußere einen milden Schimmer wirft. Es ist sichtbar ein Vorzug des Alters, den Dingen der Welt ihre materielle Schärfe und Schwere zu nehmen und sie mehr in das innere Licht der Gedanken zu stellen, wo man sie in größerer, immer beruhigender Allgemeinheit übersieht."

Diese überaus edle Form der Resignation mag für die erste Hälfte des 19. Jahrhunderts volle Gültigkeit gehabt haben, nicht aber für unsere Zeit. Altwerden und Altsein war und ist zwar zu jeder Zeit problematisch, doch noch nie hat es so viele Möglichkeiten gegeben, den unvermeidlichen Altersprozeß auf ein erträgliches Maß zu reduzieren.

Wenn wir die negativen Formveränderungen an unserem Körper betrachten, die im Laufe des Lebens entstanden sind, dann ist deutlich zu erkennen, daß viele Schädigungen auf die Beugehaltung zurückzuführen sind, an die wir uns im Alltag gewöhnt haben. Auch die mit zunehmendem Alter immer häufiger auftretenden Arthrosen, speziell die Arthrose der Wirbelsäule, oder Bandscheibenschäden sind letztlich, vom normalen Alterungsprozeß abgesehen, darauf zurückzuführen. Der Volksmund sagt: „Der Mensch wächst in die Erde hinein" – und meint damit, daß er mit zunehmendem Alter kleiner wird. Das muß aber ganz und gar nicht der Fall sein. Man kann auch im Alter noch seine ursprüngliche Größe haben beziehungsweise sie wieder erreichen.

Mit dem Prozeß des Alterns, der auch an vielen Hautpartien sichtbar wird, werden tiefgreifende Wirkungen im psychosomatischen Geschehen eingeleitet. Gerade hier kann die Ganzheitskosmetik – auch psychosomatische Kosmetik genannt – durch einige präventive Behandlungen die Kriterien des Alterns verzögern und damit eine ungeheuer wichtige Aufgabe übernehmen. Gelingt es nämlich, die kritische Zeitspanne vom Auftreten der ersten Alterserscheinungen an durch gezielte Maßnahmen zu überbrücken, dann vermag jeder Mensch die für ihn notwendigen Korrekturen von innen her selbst vorzunehmen. Das Aussehen ist ja unmittelbar vom Seelenzustand, von der inneren Ausgeglichenheit abhängig.

Die mit zunehmendem Alter auftretenden Abnützungserscheinungen verändern vor allem auch das Hautbild. Die Haut wird trockener, und zwar sowohl durch geringere Produktion von Talg aus den Talgdrüsen wie auch dadurch, daß der Feuchtigkeitsfaktor in der Haut abnimmt und der Haut somit auch die Möglichkeit genommen wird, Flüssigkeit zu binden, also den Turgor zu erhalten und prall zu erscheinen. Außerdem verändert sich die Struktur des Bindegewebes; die Haut wird schlaff, aber nicht nur die Haut, sondern das ganze Gewebe. Die mimischen Falten sind im Alter wesentlich stärker ausgeprägt und die Durchblutung verringert.

Die Kosmetik kann äußerst wirksame Maßnahmen gegen diese Alterserscheinungen ergreifen. Die einfachste davon wäre die Behandlung mit kosmetischen Präparaten. Dazu ist allerdings zu sagen, daß die Präparate um so teurer sein werden, je älter und je vernachlässigter die Haut ist. Wirkstoffpräparate werden in diesem Fall angezeigt sein, und die Wirkstoffe reichen von der schon seit Jahrzehnten in der Kosmetik eingeführten Placenta über den Feuchtigkeitsfaktor bis zu dem heute häufig verwendeten Kollagen, dem embryonalen Bindegewebe, welches in kosmetischen Präparaten verwertet wird.

Eine weitere wirksame Möglichkeit ist die Behandlung im Kosmetikinstitut, in dem vor allem durch elektrokosmetische Behandlungen eine deutliche Besserung zu erzielen sein wird. Und letzten Endes gibt es den chirurgischen Eingriff, das Face-lifting, welches das Gesicht um viele Jahre jünger erscheinen lassen kann. Diese Operation soll aber nur dann vorgenommen werden, wenn die innere Bereitschaft zur Jugendlichkeit gegeben ist.

Aber auch die Ismakogie vermag biologische und physiologische Fakten zu setzen, die den allmählichen Alterungsprozeß sogar optisch langsamer ablaufen lassen. Damit ist aber bereits die heikle Übergangsphase überwunden. Die meist im Klimakterium auftretende „Torschlußpanik" ist eine schwere Belastung für die Frau – aber auch für den Mann! Man kann diesen Zustand als psychisch-physisches Leiden bezeichnen. Dieses „ich werde nicht mehr geliebt" – „ich bin alt und häßlich" – „ich habe abzutreten" – „ich werde nicht mehr beachtet", und so weiter, kann so weit führen, daß eine psychiatrische Behandlung notwendig wird, besonders dann, wenn die Erkenntnis des Ältergeworden-Seins als Schock auftritt, wenn man das langsame Älterwerden nicht beachtet hat und nun plötzlich mit dieser Tatsache konfrontiert wird.

Wir wissen es und es ist erwiesen, daß sich viele psychisch-physischen Leiden sehr rasch bessern, wenn man nur erst einmal eine Behandlung einleitet! Je leichter man es dem Menschen macht, die ersten Alterssymptome zu korrigieren, je weniger er sich von der Umgebung her als „alt“ geworden empfindet, desto leichter findet er sich mit der Tatsache des Alterns ab. Viele Hautschäden, viele körperliche Mängel könnten vermieden werden, wenn man schon dem jungen Menschen zu einer innerlich und äußerlich richtigen Haltung verhelfen, wenn psychosomatische Kosmetik und Ismakogie, Haltungs- und Bewegungslehre als Unterrichtsfach in die oberen Schulklassen aufgenommen werden könnte.

Neben den schon erwähnten Veränderungen des Hautbildes, der Erschlaffung der Gewebe und der mimischen Muskulatur treten mit zunehmendem Alter auch Ansammlungen von Fettgewebe und Haltungsschäden auf. Dies alles bringt auch eine psychische Veränderung mit sich: Nervosität, gesteigerte Gereiztheit einerseits, Resignation, ja Hoffnungslosigkeit anderseits. Es sollten rechtzeitig Maßnahmen ergriffen werden, die auf dem Weg über das äußere Erscheinungsbild die innere Harmonie gewährleisten.

Störungen des Stützgewebes und des muskulären Apparates verändern Haltung und Aussehen, wenn der davon Betroffene dem Altersprozeß einfach nachgibt. Er wird müde, er ist „es“ müde, sich mit Übungen, mit Gymnastik und Turnen zu plagen. Die berühmten fünf Minuten „Morgengymnastik“ werden zur Qual. Doch die um sich greifende Müdigkeit wird nicht geringer, im Gegenteil. Der Körper beginnt an bestimmten Körperstellen unerwünschtes Fett anzusetzen. Das Fett wieder will genährt werden. Der Appetit wird zu

Hunger, der von der Verdauungsarbeit müde Körper will Ruhe – und die Ruhe läßt die Rundungen zu festen, hartnäckig sich behauptenden Fettauflagerungen reifen: ein Circulus vitiosus – ein Teufelskreis.

Setzen die Bemühungen zur Erreichung des früheren Zustandes zu spät ein, kann es zum Schock kommen. Man greift entweder zu drastischen Maßnahmen wie Hungerkuren, die meistens schwere Gereiztheit zur Folge haben (was sich wieder in der mimischen Muskulatur, vor allem aber im Nervensystem ausdrückt), oder man gibt auf, das heißt, man resigniert.

Durch Ismakogie kann hier entscheidend geholfen werden. Mit dem Beherrschen der Körpermuskulatur – das bis zu einem gewissen Grad auch noch im späteren Lebensalter erlernt werden kann – wird nicht nur das Aussehen wesentlich verbessert, sondern auch der Kontakt zu anderen Menschen, zur Umgebung wieder harmonischer.

Hat ein Säugling, ein Kleinkind ganz große, runde Augen, weil es so viel Neues zu sehen gibt, weil die noch unbekannte Welt voller Wunder steckt, so zeichnet sich rein äußerlich bei alten Leuten ihre immer kleiner werdende Welt in einer Verengung des Augenringmuskels (musculus orbicularis oculi) ab. Die Augen werden klein, die äußeren Augenwinkel ziehen nach unten – ebenso wie die Mundwinkel; der Mund wird schmallippig und verkniffen.

Zeigt man diesen alten Menschen aber, wie man den Augenringmuskel wieder lockern kann, wie die Augen wieder ihre frühere Größe – oder mehr! – zurückerhalten, dann wird mit dieser körperlichen Maßnahme zugleich das Innenleben beeinflußt und die sprichwörtliche Engstirnigkeit alter Menschen auch geistig zum Verschwinden gebracht – ihr Horizont wird wieder weiter, ihr Interesse an der Umwelt nimmt zu, und sie geben ihre „Iglu-Stellung“, ihr Verkriechen in das eigene Ich auf.

Die Probleme des Alterns sind für Mann und Frau ziemlich gleich. Beide neigen dazu, sich gehenzulassen. Es sei denn, der viel jüngere Freund, die viel jüngere Freundin beschwören für kurze Zeit eine Renaissance herauf, ein wahrscheinlich letztes Aufflackern von Jugendlichkeit. Das furchtbare Erwachen aus dieser Jugendeuphorie, aus diesem nur scheinbaren Traum von Jugend wird dann noch schwieriger zu überwinden sein.

Es ist bekannt, daß jeder Mensch durch gezielte, unter Anleitung erfolgter Arbeit an sich selbst in hohem Maße seine Erscheinungsform so zu verbessern vermag, wie es seiner Anlage nach möglich ist. Natürlich verdoppelt man seine Anstrengungen, wenn die ersten Schritte auf diesem Weg als wirkungsvoll, als erfolgreich erkannt worden sind. Dadurch wird der wichtigste Teil jeglicher Therapie aktiviert: der eigene Wille.

# III. Spezielle Ismakogie

## 1. Die Hände

Spiegeln die Augen die Seele, die Haut das innere Organgeschehen wider – so geben die Hände, das „Werkzeug" des Menschen, Aufschluß über den Charakter. Das Bild der Hand wurde zum Symbol für Götter und Menschen. Aberglaube und Wissenschaft leiten aus der Form der Hand und ihrer Finger Rückschlüsse auf die geistig-seelische Existenz des jeweiligen Menschen ab.

Über die kulturgeschichtliche Bedeutung der Hand sind schon viele dicke Bücher geschrieben worden. Wir wollen hier nur etwa auf die christliche Symbolik hinweisen, die für die Gestalt Gottvaters in frühchristlicher Zeit die Hand einsetzte, im Mittelalter, bei Meßdarstellungen, als sogenannte Konsekrationshand aus dem Himmel herabzeigend; erst im Spätmittelalter vermischte sich mit diesem Symbol die von Wundmalen gezeichnete Erlöserhand Christi.

In der Rechtskunde war im Mittelalter die Hand das Zeichen für Marktfreiheit und Burgfrieden; man warf, symbolisch für die Hand, den Fehdehandschuh hin als Zeichen der Kampfansage. Noch heute heben wir vor Gericht die Schwurfinger der rechten Hand als Geste zur Bekräftigung der Wahrheit unserer Aussage.

Und natürlich blühte (und blüht!) rund um die

Hand auch der Aberglaube. Der Daumen eines Gehenkten wurde von kleinen Gaunern, vor allem Dieben – daher auch „Diebsdaumen" genannt –, als Talisman sehr geschätzt, und die „vena amoris", die Liebesvene, soll vom vierten Finger, daher Ringfinger, direkt zum Herzen führen.

Sogar die Pflege der Hände war schon im alten Rom einem ganz bestimmten Ritual unterworfen: Sie sollte alle neun Tage vorgenommen werden, und zwar zuerst an der linken Hand, denn sie galt als die Hand der Gegenwart, dann erst an der rechten, denn diese hielt man für die Hand der Zukunft. (Ob Linkshänder in umgekehrter Reihenfolge vorgingen, konnten wir leider nicht herausfinden.)

„Komm, gib mir die Hand", sagt eine Mutter zu ihrem Kind, und „komm, gib mir die Hand", sagen Liebende zueinander; als ob dieses Händereichen, dieses Hand-in-Hand-Gehen gleichzeitig Schutz und Trost gegen eine feindliche Umwelt wäre. In Margaret Mitchells Roman „Vom Winde verweht" gibt es eine entscheidende Szene: Als Scarlett Rhett Butler im Gefängnis besucht, wäre es ihr um ein Haar gelungen, ihn zu einem Heiratsantrag zu bewegen. Allein ihre von ungewohnter, harter Arbeit verunstalteten rauhen, rissigen Hände verrieten sie; nicht Liebe, sondern nackter Hunger und Verzweiflung hatten sie zu Rhett getrieben – und er wußte es in dem Moment, als er ihre Hände sah.

Eine Unmenge von Eigenschaften werden unseren Händen zugeschrieben: zärtlich und brutal, anmutig und plump, kraftlos und kraftvoll, weich und hart, gut und schlecht; streichelnde oder fordernde Hände;

Hände, die festhalten können, und Hände, die weich und passiv alles geschehen lassen.

In der Medizin spricht man von „heilenden" Händen, eine Bezeichnung, die noch von dem alten Heil- und Segensritus, dem Handauflegen, stammen mag.

Die Chiromantie, die Handlesekunst, die aus dem Orient nach Europa importiert wurde, hatte im sechzehnten und noch im siebzehnten Jahrhundert ihre Blütezeit. Die Aufklärung verdrängte sie aus dem wissenschaftlichen Bereich auf Jahrmärkte und andere Volksbelustigungen. In neuerer Zeit bemühen sich die Chirologie und auch die Chirognomie, die Handkunde beziehungsweise die Lehre der Charakter- und Konstitutionsdiagnostik, aus den Formen und Linien der Hände den Charakter des jeweiligen Menschen zu analysieren.

Und schließlich ist der Chiropraktiker in unseren Tagen ein vielbeschäftigter Mann. Die Schädigungen der Wirbelsäule, die durch Schwächung oder Verkrampfung der Muskulatur, durch Alter und Erschöpfung auftreten können, sind heute fast zu einer Zivilisationskrankheit geworden; die Chiropraktik ist ein manuelles Heilverfahren, das viel Erfolg garantiert, jedoch nicht ungefährlich ist und daher nur von Ärzten durchgeführt werden sollte.

Der berühmte Lungenspezialist Dr. Wilhelm Neumann konnte die unwahrscheinliche Tastempfindlichkeit der Hände, oder vielmehr der Finger, nachweisen: Nur durch Abtasten des Rückens, der Flanken, konnte er feststellen, ob in der Lunge ein Infiltrat, sei es eine Lungenentzündung, sei es eine Rippenfellentzündung, vorliegt oder nicht. Sein Tastbefund wurde regelmäßig durch Auskultation und Perkussion sowie durch Röntgen verifiziert.

Jedenfalls: Wissenschaft und Aberglaube, Dichtkunst und schöne Künste, kulturgeschichtliche Bedeutung und christliche Symbolik, Liebeskunst und Scharlatanerie – es gibt fast keine Sparte des menschlichen Bereiches, wo den Händen und dem, was sie aussagen, nicht zumindest ein Kapitel reserviert ist. Unsere Hände sind demnach ein äußerst wichtiges Requisit unseres Körpers. Was tun wir nun, um die Form unserer Hände zu erhalten oder zu verbessern – abgesehen natürlich von der äußerlichen Pflege, die nicht bei Wasser und Seife aufhören sollte. Was tun wir für die vielen kleinen Muskeln, die unsere Hände beweglich machen und erhalten? Die Antwort ist schlicht und einfach: nichts.

Wenn man die negativen Formveränderungen an unserem Körper betrachtet, die im Laufe des Lebens entstanden sind, dann ist zu erkennen, daß viele Schädigungen auf die ständige Beugehaltung zurückzuführen sind, an die wir uns im Alltag gewöhnt haben.

Ein geradezu krasses Beispiel dafür bietet das Verhalten der Hände in jeder Bewegung; ob im Büro, an der Schreibmaschine, zu Hause, beim Lesen eines Buches, bei der Gartenarbeit, beim Autofahren, beim Klavierspielen – selbst wenn man „die Hände in den Schoß legt", also nichts tut. Die Finger sind ständig gekrümmt, die Hände greifen, das heißt, sie sind unentwegt in Beugehaltung. Das harmonische Muskelspiel hat fast gänzlich aufgehört, eine Verformung scheint unvermeidlich. Wir haben eben fast nie Ge-

13

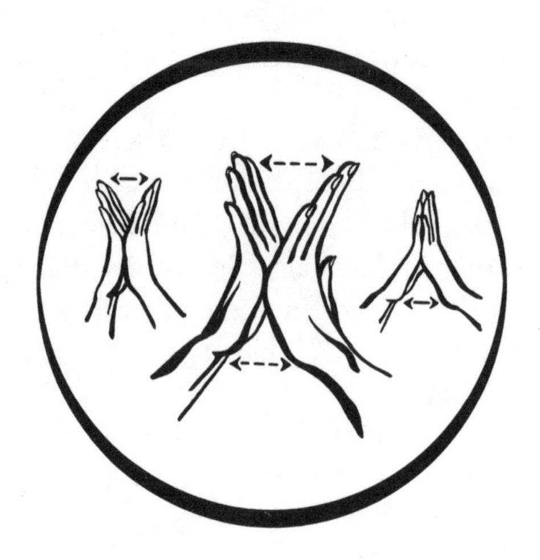

legenheit, die Finger ganz durchzustrecken und die Hand schmal zu machen – die Greifhaltung dominiert.

Der aktive Einsatz von Quer- und Längsmuskeln gibt der Hand in hohem Maße wieder die ursprüngliche Form zurück. Darum sollte man sich angewöhnen, so oft als nur irgendwie möglich die Hand beziehungsweise die Finger während des Tages zu dehnen, ja extrem zu strecken, um die ewige Beugehaltung auszugleichen. Anstelle der derb und breit gewordenen Hand wird man dann noch im Alter deren Schlankheit und Schmalheit bewundern können.

Ohne weitere anatomische Vorbildung kann man die Muskelaktivität beim Strecken der Finger fühlen und den Einsatz der Quermuskulatur unterhalb der Fingergrundgelenke spüren, wenn man die Hand bei der Streckung außerdem schmal macht.

Weiters sind zur Formung der Hand Fingerübungen notwendig, die darin bestehen, daß die Finger einzeln zur Handfläche gebogen und dann, Fingergelenk für

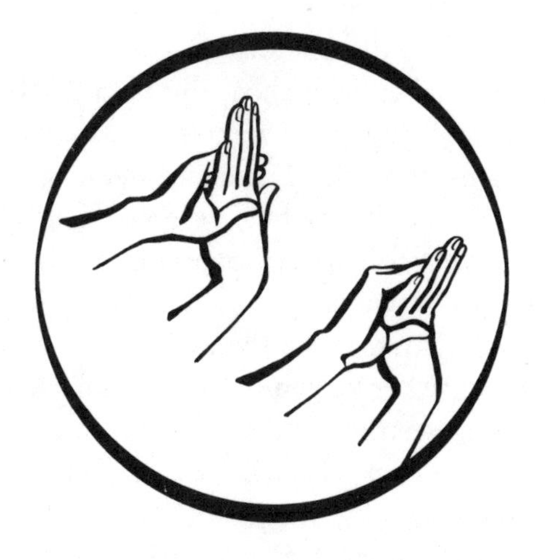
14

Fingergelenk, wieder gestreckt werden; zuerst das Fingergrundgelenk, dann das Mittelgelenk und zum Schluß die Fingerspitze. Eine ausgezeichnete Übung ist das Aneinanderlegen der Fingergrundgelenke beider Hände, also zwischen Fingeransatz und der Linie, welche von den Chiromanten als „Liebeslinie“ bezeichnet wird. Dabei werden die Finger möglichst weit nach außen gedehnt und gestreckt – so weit, daß man, ohne die Verbindungslinie zu lösen, eine wiegende Bewegung zwischen den Handflächen und den Fingerflächen ausführen kann (Abb. 13).

Oder wie wäre es damit: Dehnung der Fingergrundgelenke und passive Streckung der Handmuskulatur. Der Daumen und die Finger der rechten Hand umfassen die linke Hand an dieser Fingergelenks-Grundlinie. Nun drücken die Finger der rechten Hand die unter ihnen liegenden Finger der linken Hand abwärts, wobei der Daumen die Grundgelenke der linken Hand durchdrückt (Abb. 14).

Man kann auch die Hände wie zum Gebet aneinanderlegen und dabei versuchen, die Handflächen möglichst weit auseinander zu ziehen, so daß also nur die Fingerflächen und die Daumenspitzen in Kontakt miteinander sind. Bei richtig ausgeführter Bewegung spürt man deutlich eine Anspannung bis in die Rükkenmuskulatur, wobei zusätzlich auch wieder die Brustmuskeln aktiviert werden.

Im höheren Alter zeigen die Venen am Handrücken die Tendenz, deutlich sichtbar hervorzutreten. Dagegen gibt es eine Übung, welche schon unseren Großmüttern geläufig war, um vor einem Ball oder einem Fest eine schöne Hand zu haben: Die Hände ganz locker bei abgewinkelten Ellbogen mit den Handflächen zum Körper schütteln.

Die Hände sollen auch im Handgelenk kreisen – das heißt, man zeichnet ganz kleine Kreise nur aus dem Handgelenk heraus, wobei immer der Mittelfinger die Führung hat, egal in welcher Richtung.

Auch der Händedruck kann viel über den Charakter eines Menschen aussagen. Wer kennt nicht das lasche Händereichen mancher Leute, das man am liebsten mit einer kräftigen Waschung wegspülen möchte. Wie angenehm ist dagegen der feste Händedruck, bei dem die Hand schon gestreckt – Daumen und Zeigefinger bereit für die Aufnahme der Hand des zu Begrüßenden – entgegenkommt, wobei der feste Druck gleichsam sagt: Ich bin dir freundlich gesinnt – auf mich kannst du zählen!

Die Finger sollten niemals verkrampft, sondern immer nur aufeinander oder nebeneinander liegen. Eine Ausnahme bildet nur die folgende Übung: Man verschränkt die Finger und drückt mit den Fingerspitzen auf die Knöchel der anderen Hand, so daß deren Finger in den Grundgelenken nach rückwärts gebogen werden, und dann wechseln: einmal links, einmal rechts.

Bei kalten Händen ist folgende Übung ausgezeichnet: Mit den Fingern einer Hand die Finger – einen nach dem anderen – der anderen Hand mit kreisenden Bewegungen von der Fingerwurzel bis zur Fingerkuppe leicht massieren. Dann die Fingerkuppe ganz fest drücken – und plötzlich loslassen.

Das lockere Handgelenk ist ganz besonders wichtig. Ist doch eine lockere Hand ungleich graziöser und ungehemmter als eine starr gehaltene. Darum kann man gar nicht genug tun, um die Handgelenke zu lockern. Stellen Sie sich ein Tau vor, umschließen Sie es in Gedanken mit beiden Händen und ziehen Sie kräftig nach unten. Ho-ruck! Ho-ruck! Als ob Sie eine Glocke läuten würden. Natürlich muß diese Bewegung auch aus der Schultermuskulatur heraus erfolgen – aber die Handgelenke greifen immer wieder locker an dem gedachten Seil hinauf.

Eine gute Lockerungsübung für die Handgelenke: Handflächen aufeinanderlegen, mit geschlossenen Handflächen die Hände mit den Fingern nach unten ziehen, dabei bildet die Hand zum Unterarm einen rechten Winkel; und nun löst sich die Seitenkante der Hände, diese drehen sich um den Daumen so, daß nunmehr die Handrücken aneinanderliegen. Dann werden die Hände mit den Fingern zum Körper gerichtet wieder nach oben gedreht – die Daumenseite der Hände löst sich voneinander, die Hände werden gedreht und befinden sich wieder in der Ausgangsstellung, der Gebetsstellung (Abb. 15).

Oder: Man liegt flach auf dem Rücken – natürlich beide Schultern auf dem Boden. Nun legt man mit gestreckten Armen die Hände so übereinander, daß die rechte Handfläche auf dem linken Handrücken liegt, der Mittelfinger der rechten Hand genau über dem der linken Hand. Die Hände werden über den Kopf rückwärts geführt, bis sie den Boden berühren, öffnen sich, und jeder Arm für sich beschreibt neben dem Körper einen Halbkreis nach unten, bis die Hände wieder übereinander, also in der Ausgangsstellung sind. Beim Zurückführen der Hände zeigen die Fingerspitzen leicht zum Körper hin, so als wollten sie den Körper einkreisen. (Siehe auch Abschnitt V, Übungen mit Geräten.)

Die Finger sollten so oft wie nur möglich gestreckt und weit auseinandergespreizt werden. Bei Tennissportlern wird dies bei der Spielhand auf einige Schwierigkeiten stoßen, die Handmuskulatur ist bereits durch die extreme Greifhaltung (Festhalten des Tennisschlägers!) verkrampft. Hier muß man mit der anderen Hand nachhelfen, um die Gelenke durchzustrecken. Dabei beginnt man mit dem obersten Fingergelenk und versucht die Fingerspitze nach oben zu biegen, dann kommt das mittlere Fingergelenk an die Reihe und zuletzt das Fingergrundgelenk. Ist das Handgelenk einmal sehr beweglich geworden, dann müßte man mit der rechten Hand den linken Daumen zum linken Unterarm ziehen beziehungsweise sogar anlegen können – und umgekehrt.

Die Gelenkigkeit der Finger ist von unerhörter

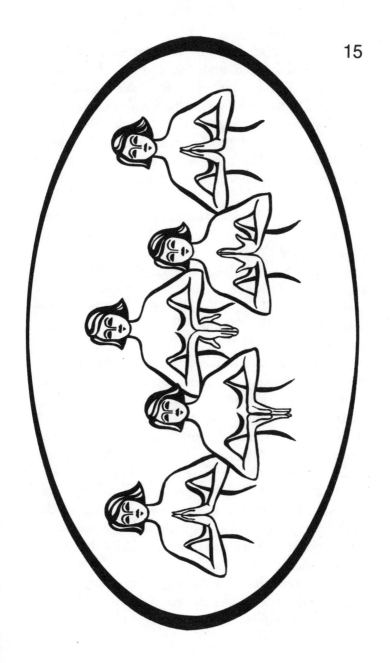

Bedeutung. Sie schützt vor Ablagerungen, rheumatischen Erkrankungen und damit vor Verformungen und erhält die jugendliche Schönheit der Hände. Man legt den Daumen in die Handfläche, dann den Zeigefinger, den dritten Finger und so fort, bis alle Finger zusammen eine stark geballte Faust bilden. Dann wird mit dem kleinen Finger beginnend ein Finger nach dem anderen langsam und mit Anspannung wieder ausgestreckt.

Die Finger der beiden Hände können auch miteinander spielen: Ein Finger sagt dem Finger der anderen Hand „guten Tag“ – was variiert werden kann: einmal berührt zum flüchtigen Gruß der Zeigefinger den anderen Zeigefinger, dann den dritten Finger, den vierten und schließlich den kleinen Finger, wobei nur die Kuppen der Daumen in ständigem Kontakt bleiben.

Eine gute Übung ist diese: mit gespreizten Fingern den Arm strecken und ihn langsam unter Anspannung aller Muskeln nach außen drehen, so daß die Handfläche nach oben schaut, dann langsam wieder zurückdrehen. Die gesamte Armmuskulatur muß dabei so gespannt sein, daß diese Übung eine Anstrengung bedeutet und auch nur einseitig geübt werden kann. Macht man diese Drehbewegung gleichzeitig mit beiden Armen, so ist es eine gymnastische Übung, welche aber dann gerade die Muskelpartie, auf die es ankommt (sie befindet sich an der Innenseite der Oberarme), nicht sonderlich beansprucht.

Das Lockern aller Gelenke ist gleichermaßen wichtig für die Gesundheit wie für die Schönheit. Bei den oberen Gliedmaßen fängt man mit dem Handgelenk an und schwingt die Hand um eine horizontale Achse; dann nimmt man bei dieser Bewegung den Ellbogen mit, so daß schon größere Schwingungen ausgeführt werden, und schließlich kommt noch die Schultermuskulatur dazu, so daß ein großes Schwingen – ähnlich einem Vogelflug – anhebt.

Das Schreiben von Zahlen in die Luft, und zwar wohl mit der Hand in die Luft geschrieben, aber aus der Schultermuskulatur her ausgelöst, ist nicht nur für die Gelenkigkeit der oberen Gliedmaßen wichtig, sondern auch um den eigenen, persönlichen Schwingungsrhythmus herauszufinden.

Dazu ein Tip: Wenn Sie einmal allein zu Hause sind, Ihre Lieblingsplatten spielen, klassische oder moderne Musik (keine Tanzplatten, bitte!) – bleiben Sie nicht einfach dabei sitzen, sondern versuchen Sie, Ihrem ureigenen Rhythmus entsprechend tanzende Bewegungen auszuführen. Alle Muskeln des Körpers sollen dabei eingesetzt werden, von den Fußspitzen angefangen bis zu den Muskeln des Gesichts und der Kopfhaut. Ihr Körper soll leicht wie eine Feder werden, Ihre Bewegungen harmonisch und anmutig. Die Freude darüber, der Spaß, den Sie dabei haben werden, wird sich noch lange in Ihren Augen, in Ihrem Gesicht spiegeln.

## 2. Schultergürtel, Arme

Dort, wo der Tag sich mit der Nacht vereinigte, im Lande der Hesperiden, trug Atlas die Last des Himmels auf seinen Schultern. So erzählt es uns die griechische Sage. Nur ein einziges Mal, als Atlas für Herakles die drei goldenen Äpfel vom Hesperidenbaum stahl, trat dieser an seine Stelle. Und nur einer List hatte es Herakles zu verdanken, daß es ihm gelang, Atlas wieder unter das Joch zu zwingen. „Laß mich", sprach er zu dem Himmelsträger, „nur einen Bausch von Stricken um den Kopf winden, damit mir die entsetzliche Last nicht das Gehirn zersprengt."

Atlas fand diese Forderung nur recht und billig und lud sich für wenige Augenblicke, wie er meinte, die Last des Himmels wieder auf seine Schultern. Und so wartet er in alle Ewigkeit ...

Seit damals aber sind die Schultern zum Sinnbild der Muskelkraft des Mannes geworden. Starke Schultern, Schultern, an die man sich anlehnen kann, während Frauenschultern je nach Mode und Geschmack durch ganz andere Eigenschaften gekennzeichnet sind: schmal und kräftig, gerade und abfallend, üppig und zart, mädchenhaft und fraulich. Und manchmal zerbrechlich.

Einmal werden sie durch bauschige Schinkenärmel betont, dann wieder bleiben sie unauffällig, von Zeit zu Zeit taucht von irgendwoher ein „Military Look" auf und legt dicke Stofflagen auf die Frauenschultern, um sie breiter und gerader erscheinen zu lassen. Einmal werden sie verhüllt, dann wieder in voller Pracht zur Schau gestellt.

Seit Sport und Gymnastik ein Teil unseres Alltagslebens geworden sind, sollten schöne Schultern eigentlich kein Problem mehr darstellen. Und an und für sich ist es auch keines. Nur – mit dem Schultergürtel sind die Oberarme, mit den Oberarmen die Unterarme und mit den Unterarmen die Hände verbunden. Das heißt mit anderen Worten, daß alle Übungen für die Schulterpartie gleichermaßen für die Oberarme wirksam sind; und wenn man auch die Hände allein bewegen kann, so wird die vollkommene Harmonie erst durch das Zusammenspiel von Händen – Armen – Schultern erreicht. Ein gutes Beispiel dafür wäre, sich eine Abschiedsszene am Bahnhof vorzustellen: Es ist zum lieben Brauch geworden, dem Scheidenden nachzuwinken – mit oder ohne Taschentuch. Winkt man nur aus dem Handgelenk heraus, so wirkt es verkrampft und steif, als wollte man damit sagen: „Geh nur weg, geh nur weg ..."

Führt man diese Bewegung aber aus der Schulter heraus durch, läßt man den ganzen Arm schwingen und winken, dann sieht es nicht nur ungemein anmutiger aus, sondern wirkt auch freundlicher, fröhlicher: „Gute Fahrt – komm bald wieder ..."

Die Schultern sollen in Körperebene gehalten werden. Manchen Menschen aber fällt es schwer, die richtige Ebene zu finden. Hier sei empfohlen: man lasse zuerst die Schultern vorfallen und ziehe sie dann extrem nach hinten. In der Mitte zwischen diesen Extremen ist die richtige Ebene.

Man kann es auch anders probieren: Sind die Schultern zu weit vorgefallen und hebt man in dieser Stellung die Arme, dann sind diese nach vorne oben gerichtet; sind die Schultern zu weit nach hinten gezogen, was auch unnatürlich wäre, und man hebt nun die Arme, dann zeigen diese beim Heben nach hinten. Sind die gehobenen Arme aber in der Körperebene, dann ist die richtige Haltung der Schultern gegeben.

„Witwenhügel“ nennt man den Fettpolster über dem 7. Halswirbel, der dadurch entsteht, daß die Schultern nicht in der richtigen Ebene gehalten werden. Jede Bewegung der Schultern erfaßt dann nicht alle bis zur Wirbelsäule reichenden Muskelgruppen. Durch diese Vernachlässigung bleiben einige Muskeln untätig, es kommt zu Fettablagerungen. Auch Männer sind davon nicht verschont. Aus dem „Witwenhügel“ wird bei ihnen der „Stiernacken“.

Beim einfachen Kreisen der Schultern ist die Richtung des Kreises von ausschlaggebender Bedeutung: vor – oben – hinten – unten. In umgekehrter Richtung wäre es falsch, die Brust würde herabgedrückt werden und die Oberarme unbeeinflußt bleiben (siehe Keulenübung im Abschnitt V). Wenn es im Schultergelenk knirscht, so ist dies nur ein Zeichen, wie notwendig Bewegungen für das Schultergelenk geworden sind.

Und hier noch eine andere ausgezeichnete und äußerst wirksame Übung für die Erhaltung schöner Schultern: Man steht vor dem Spiegel – was man übrigens anfänglich bei fast allen Übungen machen sollte, um die Richtigkeit und Exaktheit der Bewegung zu kontrollieren – und legt die Fingerspitzen beider

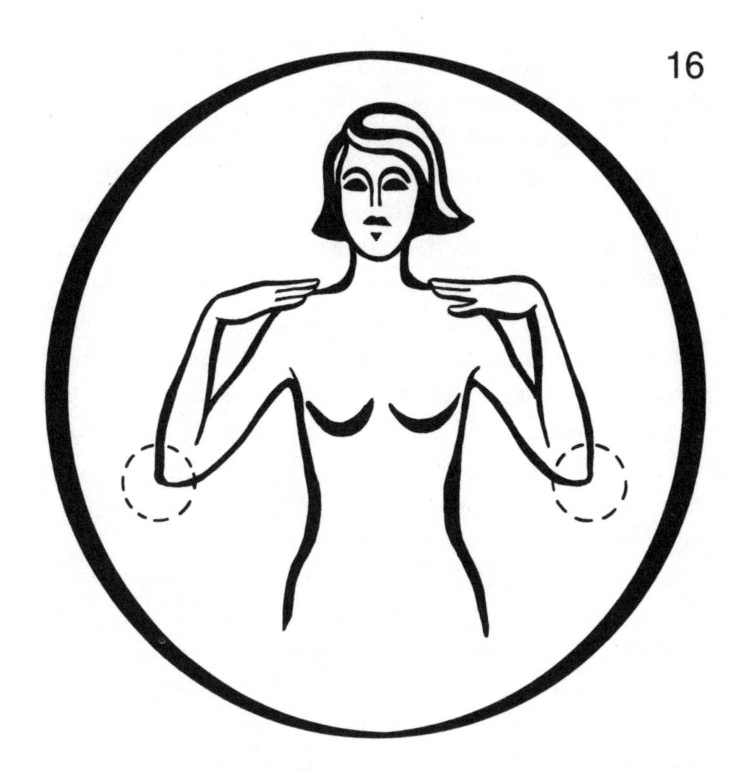
16

Hände möglichst flach auf die jeweilige Schulter, also linke Fingerspitzen auf die linke und rechte Fingerspitzen auf die rechte Schulter. Die Ellbogen beschreiben jetzt Kreise, und zwar nach vorne, nach oben, nach hinten, nach unten. Auch hier ist die Richtung des Kreises von Wichtigkeit (Abb. 16).

Die Innenseite der Oberarme neigt ebenso wie auch die Innenseite der Oberschenkel ganz besonders zu Erschlaffungserscheinungen. Dieses wolkige Aussehen – auch „Orangenhaut" genannt – tritt eigentlich nur bei Frauen auf, äußerst selten bei Männern. Denn diese haben ein elastischeres Bindegewebe und sind von den typischen Altersmerkmalen an Armen und Beinen fast verschont.

Es ist unglaublich häßlich, wenn eine an sich gepflegte Frau Oberarme enthüllt, die durch reichliche Faltenbildung unbarmherzig das wahre Alter verraten – und manchmal noch ein bißchen mehr! –, während bei anderen Frauen zwischen dem tatsächlichen Geburtstermin und dem biologischen Alter ein großer Unterschied besteht. Sie sind nicht nur dem Aussehen nach jünger, sie fühlen sich auch entsprechend jünger. Daher möchten wir die Binsenweisheit „Ein Mensch ist so alt, wie er sich fühlt" schärfer umreißen mit den Worten „Ein Mensch ist so alt, wie sein Bindegewebe es zeigt".

Diese Faltenbildung an den Oberarmen tritt besonders gern dann auf, wenn eine übergewichtige Frau eine drastische Abmagerungskur durchführt, ohne die dabei so notwendigen kosmetischen Maßnahmen wie Massagen und elektrokosmetische Behandlungen zu berücksichtigen; das Resultat heroischen Hungerns wird meistens nicht die erhoffte schlanke Linie sein, sondern ein mit Haut beziehungsweise Hautfalten überzogenes Gerippe.

Um dieser Erschlaffung an der Innenseite der Oberarme vorzubeugen, sie zu mildern und gänzlich zum Verschwinden zu bringen, empfehlen wir folgende ausgezeichnete Übung:

Die Fingerspitzen der rechten Hand mit seitlich abgewinkeltem Arm auf die rechte Schulter legen, den Arm strecken und auswärts drehen. Dabei wird die Hand mit den gestreckten Fingern mitgedreht, so daß die Handfläche nach oben zeigt, also in Supinations-

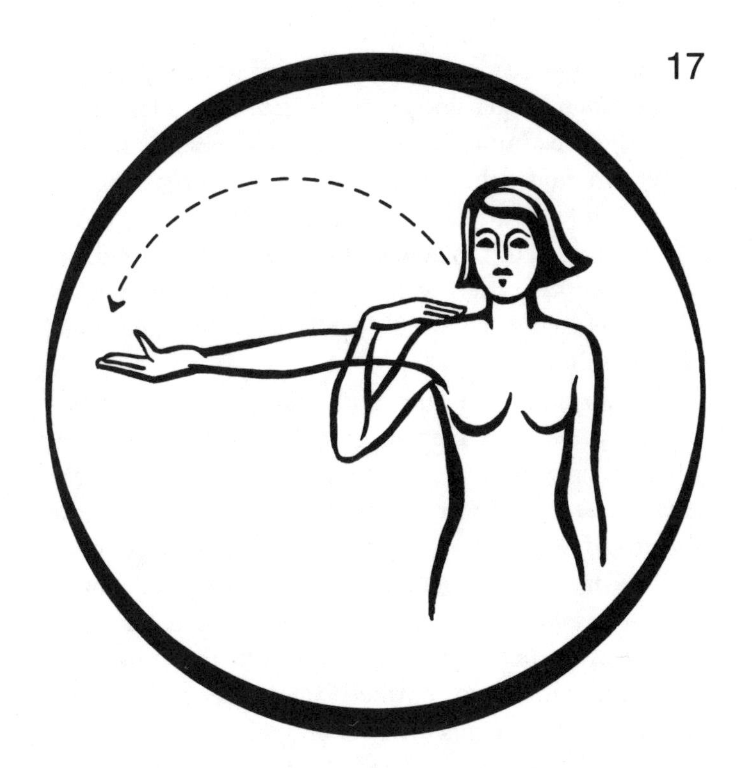


stellung ist. Und nun zieht man den kleinen Finger kräftig zur Handfläche (Abb. 17).

Wenn Sie diese Übung richtig machen, werden Sie beobachten, wie sich an der Innenseite des Oberarmes, genau an der besonders gefährdeten und zur Erschlaffung neigenden Stelle, ein Muskel deutlich bewegt. Die Spannung geht vom kleinen Finger über das Ellbogengelenk zur Innenseite des Oberarmes. Nach einiger Zeit wird man ohne Hilfe des kleinen Fingers den Muskel bewegen können! Wichtig: Kontrollieren Sie sich anfangs auf jeden Fall vor dem Spiegel!

Der kleine Finger wird gern als „Schönheitsfinger“

bezeichnet, und dies mit gutem Grund: Bei gestrecktem kleinen Finger und auswärts gedrehter Hand setzt sich die Spannung auch bei gebeugtem Arm über Oberarm und Schultermuskulatur mit Streckung der Wirbelsäule bis in das Gesicht fort, hebt Wangen und Mundwinkel und ist daher besonders zu empfehlen, wenn Sie fotografiert werden. Man macht diese Übung nicht beidseitig zugleich, sondern rechts und links abwechselnd.

Die Arme sollen lang und kräftig sein, denn wir brauchen sie zum Heben, zum Fassen, zum Halten. „Jemandem unter die Arme greifen" ergibt ein sehr plastisches Bild, sogar im übertragenen Sinn, wie diese Redensart heute gerne verwendet wird. Ursprünglich soll sie in der Turniersprache der Ritter beheimatet gewesen sein; der Knappe sprang seinem aus dem Sattel gehobenen Herrn bei und griff ihm unter die Arme, um ihn vom Turnierplatz zu schleppen. Das Bild arger Bedrängnis bleibt aber auch heute bestehen, wenn sich ein guter Freund in einer finanziellen Notlage an Sie wendet mit der Bitte: „Kannst du mir mit ein paar Hundertern unter die Arme greifen?"

Das „Über-die-Schwelle-Tragen" der Braut ist in diesem Sinn ebenfalls eine symbolische Handlung: Der Mann will damit seiner Frau Vertrauen zu seiner Kraft und Fürsorge einflößen, er will sie hüten und halten – er „trägt auf seinen Armen das Glück heim".

Die Beweglichkeit des Ellbogengelenks wird nicht nur durch Beugen und Strecken des Armes erhalten, sondern und vor allem durch Drehen des Unterarmes. Die Hand führt dabei eine Pronation und Supination aus, das heißt, einmal ist der Handrücken, dann wieder die Handfläche oben. Ist letztere oben, dann sind die beiden Unterarmknochen parallel zueinander, ist der Handrücken oben, sind die Unterarmknochen gekreuzt. Die Drehung in dem betreffenden Gelenk bewirkt eine Aktivierung aller Unterarmmuskeln und kann bei locker gehaltener Hand ebenso wie bei extrem gespreizten Fingern exerziert werden.

## 3. Die Füße

Die Füße sind die wahren Stiefkinder unseres Körpers. Ein ganzes Leben lang müssen sie uns tragen, und wie danken wir es ihnen? Wir gehen wohl vielleicht einmal im Monat zum Pedikeur, doch dies hauptsächlich bloß deshalb, weil wir zu faul sind, die Fußpflege selbst vorzunehmen (oder weil die Hühneraugen drükken, die zu haben heutzutage bloße Schlamperei ist).

Was sonst? „Ich gehe barfuß", sagen Sie stolz. Wann? Nun, im Urlaub. Vierzehn Tage. Die ganzen vierzehn Tage? Aber nein, das ist auch gar nicht möglich.

„Ich gehe viel." Bravo. Und wo, bitte? Natürlich in der Stadt. Bummeln. Auslagen anschauen. Mit hohen Stöckelschuhen? Ja, doch, ich trage nur solche Schuhe. Und zu Hause? Ach, da habe ich reizende Pantoffeln. Mit hohen Absätzen? Ja, „denn wenn ich flache Schuhe trage, tun mir die Füße weh".

Eine Dame erzählte uns, daß sie selbst in ihren Schischuhen eine Art „Absatz" einbauen ließ, weil sie sonst überhaupt nicht hätte gehen können. Man könnte stundenlang herumfragen, das Ergebnis wäre gleich katastrophal: auch für die Gesunderhaltung unserer Füße tun wir nichts – fast nichts.

Dabei sollten Fußübungen wie das Atmen zum selbstverständlichen Beitrag für unsere Gesundheit gehören. Wenn uns das muskuläre Geschehen eines Tages in Fleisch und Blut übergegangen ist, können wir darauf vergessen – so automatisch richtig werden unsere Bewegungen sein . . .

Eine intakte Fußmuskulatur verhindert einerseits das Absinken (Plattwerden) des Fußgewölbes durch die Aktivität der an der Fußsohle liegenden Längsmuskeln und verhindert anderseits durch die Arbeit der Quermuskulatur unter den Zehengrundgelenken das Absinken zum Spreizfuß. Schon ein Türstaffel zum Beispiel genügt für eine ganz wesentliche Übung: barfuß mit dem Vorderfuß daraufstellen und mit der Ferse den Boden berühren. Diese Bewegung dehnt die durch das Tragen hoher Absätze verkürzte Wadenmuskulatur, macht aber gleichzeitig auch die Fußmuskulatur, welche besonders im fortgeschrittenen Alter versteift ist, wieder beweglich.

Das Körpergewicht spielt dabei eine große Rolle. Durch das so häufige Übergewicht kann es schon bei Kindern zu Deformationen kommen, und die verordneten Einlagen vergrößern das Übel noch; die Fußmuskulatur wird in ihrer Faulheit noch unterstützt und absolut zur Untätigkeit verurteilt. Der Endeffekt ist im späteren Alter ein starrer, ein unbeweglicher Fuß, der nicht mehr elastisch abrollen kann, sondern nur noch platt aufsetzt und vorwärtsgeschoben wird.

Es ist unbedingt notwendig, die Zehen einzeln bewegen zu lernen. Besonders die große Zehe, der „Dirigent“ des einheitlichen Muskelspiels, muß, wann immer nur möglich, zum Körper hin bewegt, also dorsal flexiert werden.

Man sollte sich auch hier ein Beispiel an kleinen Kindern nehmen; sie sind wahre Zehenvirtuosen. Eine außerordentlich wirksame Übung (die bei genügend bequemen Schuhen auch beim Sitzen oder Stehen geübt werden kann, ist es, den Großzehenballen in Richtung Ferse zu ziehen. Durch sehr häufige Wiederholung dieser Übung kann sogar ein eventuell bestehender Halux valgus, eine sogenannte Frostbeule, wieder ausgeglichen oder zumindest bedeutend verbessert werden. Einmal mit diesen Übungen begonnen und so lange fortgesetzt, bis sie zur Gewohnheit geworden sind, machen das Tragen von Schuheinlagen überflüssig.

Auch das Abrollen des Fußes will genau gelernt sein (Abb. 10). Was für Naturvölker eine Selbstverständlichkeit darstellt, ist uns schon längst zum Problem geworden. Wir müssen wieder mühsam von vorne beginnen. Mit hohen Absätzen ist das Abrollen nicht möglich, daher ist es zweckmäßig, zumindest zu Hause flache Schuhe zu tragen, oder noch besser barfuß beziehungsweise je nach Jahreszeit in Hüttenschuhen zu gehen.

Stufen, Stiegen, Treppen sind ein ideales Trainingsgelände: linker Fuß hinauf, rechter Fuß hinauf – linker Fuß herunter, rechter Fuß herunter, solange es Spaß macht; und dabei immer schneller werden. Links, rechts, links, rechts, federnd und mit aufrechtem Oberkörper.

Geben Sie bei der Benützung des Lifts dem Zufall eine Chance: ist er da – der Lift nämlich –, einsteigbereit, dann fahren Sie in Gottes Namen hinauf oder hinunter. Müssen Sie ihn aber erst holen, so verzichten Sie doch auf eine Bequemlichkeit, die Ihnen letztlich nichts einbringt. Steigen Sie hinauf, als wäre es die Himmelsleiter, mit geradem Oberkörper und in königlicher Haltung. Statt der Krone kann man sich ab und zu ein dickes Buch aufs Haupt legen. Falls Sie jemand dabei beobachten sollte und womöglich über Sie zu lachen beginnt, machen Sie sich nichts daraus: Er – oder sie – wird zuletzt auf jeden Fall der Dumme sein.

Auch das Stiegen-abwärts-Gehen soll federnd geschehen. Der Fuß, der eine Stufe tiefer aufgesetzt wird, soll nicht aufplatschen, sondern – von der gesamten Körpermuskulatur gehalten – aufgesetzt werden. Das Federn erfolgt wie beim Aufwärtsgehen in vertikaler Richtung. Man stelle sich die breite Feststiege eines Opernhauses oder eines Palastes vor und schreite möglichst ohne auf die Stufen zu schauen mit erhobenem Haupt hinunter. Nicht am Treppengeländer anhalten. Solange das freie Schreiten über Stiegen noch nicht ganz beherrscht wird, lehne man sich notfalls nur mit dem Arm oder der Hüfte an das Treppengeländer an.

Treppensteigen ist überhaupt eine wahre Fundgrube für Übungen jeder Art! Steigen mit extrem auswärts gerichteten Füßen macht viel Spaß; dabei einen Fuß vor den anderen setzen, wobei der Oberkörper natürlich gerade bleibt; das Heben des Körpers von einer Stufe auf die nächste erfolgt federnd!

Ist man einmal allein im Treppenhaus, kann man zur Abwechslung mit gegrätschten Beinen und ganz geradem Oberkörper die Stufen erklimmen. Aber vorher bitte genau nachsehen, ob Sie wirklich allein sind! Der Anblick wäre zu komisch.

Wenn man zwei Stufen auf einmal nimmt, muß man sehr genau auf die Haltung des Oberkörpers achten! Diese Übung verleitet nämlich dazu, den Oberkörper vorzubeugen, wie auch bei einer Bergtour ein schwerer

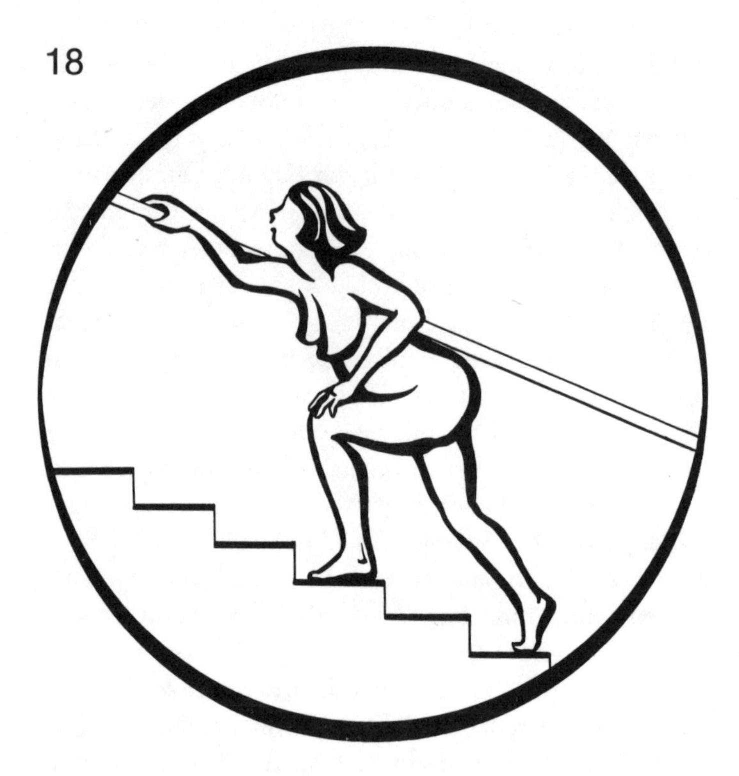


Rucksack oft „falsch", also nicht physiologisch richtig, getragen wird (Abb. 18).

Sind die Gelenke wieder locker genug, dann wird es auch möglich sein, wie in der Kindheit die Stufen hinunterzulaufen. Üben, üben und wieder üben. Wer allerdings mehr Wert legt auf ein königliches Schreiten, mit gestreckter Wirbelsäule und hochgetragenem Haupt – die Stufenhöhe ist ja immer gleich, und man gewöhnt sich sehr leicht daran –, muß auch trainieren, das Körpergewicht federnd aufzufangen. Machen Sie einmal einen Versuch mit Holzschuhen: Wenn Sie beim Hinabschreiten damit einen furchtbaren Lärm machen, war es noch nicht richtig. Richtig ist es erst dann, wenn man Ihr Gehen auch in Holzschuhen nicht oder kaum hören kann.

Wir haben schon davon gesprochen, daß die große Zehe „der Dirigent“ des ganzen Körpers ist. Besonders wichtig ist es, aber auch einmal die kleine Zehe von den anderen Zehen wegzuspreizen. Verhältnismäßig häufig siedeln sich zwischen der kleinen, also der 5., und der 4. Zehe am inneren Zehenrand Hühneraugen an, die ganz besonders schmerzhaft sind. Sie entstehen mit Vorliebe in der heißen Jahreszeit – vorausgesetzt, daß man auch im Sommer Strümpfe und Schuhe trägt – und sind größtenteils darauf zurückzuführen, daß die durch die Hitze entstehende Feuchtigkeit, auch wenn man nicht unter Schweißfüßen leidet, die Zehen aneinanderkleben läßt und zuwenig Luft zwischen die Zehen gelangt. Durch das Wegspreizen der kleinen Zehe kann man häufig diese lästigen Hühneraugen ganz beseitigen. Auch das Tragen von Sandalen, welche zwischen der großen, also der 1., und der 2. Zehe einen Riemen haben, die übrigen Zehen aber völlig frei lassen, ist außerordentlich gesund für die Füße. Unsere Badeschuhe, made in Japan, sind fast alle nach diesem Prinzip gearbeitet, aber auch Sommerabendschuhe aus Gold und Silber wirken in dieser Machart besonders apart.

Eine sehr gute, gleichzeitig auch schwierige Übung zur Lockerung der Gelenke und damit natürlich auch zum Training aller daran beteiligten Muskeln ist folgende: Sie sitzen im rechten Winkel – Pharaonenhaltung – und beauftragen die Fußgelenke, nach rechts und links, parallel zueinander, zu wackeln. Selbstverständlich werden die Knie dabei in Mitleidenschaft gezogen, aber weniger intensiv als die Fußgelenke; und noch geringer wird der Bewegungsausschlag in der Hüfte sein. Gibt man den Auftrag zu wackeln primär den Knien, sind ebenfalls die Fußgelenke und die Hüften an der Bewegung beteiligt, aber relativ wenig. Und nun das Schwierigste: läßt man die Hüften im Sitzen wackeln, gehen die Knie noch ziemlich stark, die Fußgelenke aber schon viel weniger mit. Diese Übung erfordert äußerste Konzentration und bestätigt aufs beste den von Frau Seidel geprägten Leitsatz: „Alles hängt mit allem zusammen!"

Die Beweglichkeit der Fußmuskulatur ist gar nicht hoch genug einzuschätzen. Es ist tatsächlich so, daß vom Fuß aus unsere Haltung gesteuert wird und daher – so unglaublich es auch klingen mag – unser Aussehen von der Funktionstüchtigkeit unserer Zehen abhängig ist.

Haben wir eben die kleine Zehe von den anderen Zehen seitlich weggespreizt, so versuchen wir nun, die kleine Zehe zu heben und zur Abwechslung die große Zehe fest an den Boden zu drücken. Was anfangs unmöglich erscheint, wird später zur Selbstverständlichkeit.

Auch das Bewegen jeder einzelnen Zehe ist von großer Bedeutung. Man beginnt mit dem Heben der großen Zehe, hebt dann die zweite, dritte, vierte, bis nur noch die kleine Zehe am Boden bleibt. Diese Übung ist in der Fachsprache als „Klavierspielen mit den Zehen" bekannt.

Was anfangs nur als Spiel gedacht ist, kann unter Umständen eines Tages zur bitteren Notwendigkeit werden. Ein tragisches Schicksal zwingt manchmal unsere Füße, die Funktion der Hände zu übernehmen, und hie und da erreicht ein „Fall" die Öffentlichkeit, der außergewöhnlich ist: was seine Härte, aber auch was den Mut und die Ausdauer betrifft, mit der er bewältigt wird. In jüngster Zeit war es der irische Schriftsteller Christy Brown, dessen authentisches Buch „Mein linker Fuß" die Weltöffentlichkeit aufs tiefste berührt und erschüttert hat.

Ein Kind wird geboren. Als Krüppel. Cerebrale Kinderlähmung ist die hoffnungslos scheinende Diagnose der Ärzte. Nur der Tatkraft der Mutter ist es zu verdanken, daß der Bub nicht in ein Heim gesteckt wird, sondern in der Familie bei den anderen Geschwistern bleibt. Mit fünf Jahren beginnt er, von seiner Mutter immer wieder dazu ermuntert, mit seinem linken Fuß ein „A" zu zeichnen. Dieses „A" war der Anfang eines langen, mühevollen Weges, an dessen Ende ein neuer Beginn stand: der Schriftsteller Christy Brown.

Falls es noch eines weiteren Beweises bedarf, daß die große Zehe tatsächlich der „Dirigent" ist, hier noch eine Übung: Sie stehen ganz aufrecht, mit geschlossenen Beinen und geschlossenen Augen. Unmerklich wird man in ein rhythmisches Vor- und Zurückschwingen des ganzen Körpers kommen. Stellt man nun die große Zehe auf, hebt sie also vom Boden weg, wird das Schwingen sofort aufhören.

Die große Zehe ist – man kann es nicht oft genug betonen – so unerhört wichtig, daß man möglichst häufig Schuhe tragen sollte, in denen die große Zehe leicht zu bewegen ist. Auch das Anziehen des Vorfußes zum Körper, also die Streckung (nicht Verkürzung) der Wadenmuskulatur ist sehr wirkungsvoll. Wenn man sehr müde ist, ist die folgende Übung überaus wohltuend: Sie sitzen, heben die Beine in die Waagrechte und ziehen den Vorfuß kräftig zum Körper. Der spürbare Muskelzug geht von der Wadenmuskulatur über den Oberschenkel und die Wirbelsäule bis hinauf in das Gesicht.

## 4. Wirbelsäule, Halswirbel, bewegliche Mitte

Die schlechte Körperhaltung mit der gekrümmten Brustwirbelsäule ist schon so selbstverständliches Allgemeingut geworden, daß sich sogar die Konfektion diesem Zivilisationsschaden angepaßt hat. Hält man sich nämlich physiologisch richtig, dann wird auch bei ganz normaler Konfektionsgröße auf jeden Fall der Rücken zu weit, dafür aber das Vorderteil um vieles zu eng sein.

Das heißt mit anderen Worten: wir haben uns schon so an eine schlechte, ungesunde Haltung gewöhnt, daß sie bereits bequemer erscheint als eine physiologisch richtige. Die Kreuzschmerzen, die Nackenschmerzen, die starre Körpermitte sind zu einem notwendigen Übel geworden, worüber sich niemand mehr sonderlich aufregt.

Wenn auch die Industrie weitgehend bemüht ist, den Arbeitsplatz so zu schaffen, daß die Höhe variabel ist, so wird vom Konsumenten von dieser Möglichkeit noch immer zuwenig Gebrauch gemacht. Die bei „sitzenden“ Haus- beziehungsweise Büroarbeiten häufig auftretenden Kreuzschmerzen sind ein deutlicher Beweis dafür.

Sie treten aber auch auf, wenn man bei „stehender“ Beschäftigung die Körpermitte steif hält und nur aus den Handgelenken beziehungsweise aus den Ellbogengelenken heraus arbeitet, ohne dafür die Schultermuskulatur einzusetzen und mit dem ganzen Körper mitzuschwingen. Typische Beispiele dafür sind bügeln und staubwischen – aber noch vieles andere mehr.

Die beiden ersten Halswirbel haben eine besondere Funktion: der erste, Atlas oder Träger genannt, trägt, wie schon der Name sagt, den Kopf. Der zweite, Epistropheus oder Dreher, dreht den Kopf. Die gesamte Halswirbelsäule ist durch unsere Lebensweise besonders gefährdet. Die Verspannung der Hals-Schultermuskulatur läßt fast immer die Diagnose „Autofahrer" zu. Ständiger Windzug durch stundenlanges Fahren im Auto bei offenem Fenster bewirkt diese Verkrampfung. Beugen über den Schreibtisch oder über eine Näh- beziehungsweise Hausarbeit, Beugen zur Schreibmaschine und ähnliches kann genauso die Ursache davon sein.

Und schließlich: wieso kommt es bei Frauen ebenso wie bei Männern – bei letzteren vielleicht noch etwas häufiger – zu Speckansätzen über dem Magen? Warum ist gerade die Magen- und Oberbauchgegend so prädestiniert, Fett anzusetzen? Weil wir uns daran gewöhnt haben, die Körpermitte steif zu halten.

Die Beweglichkeit der Körpermitte ist aber von ausschlaggebender Bedeutung für unser Aussehen wie auch für die Harmonie unserer Bewegungen. Der größte Muskel –, der unseren Körper in einen Oberkörper und einen Unterkörper teilt, ist das Zwerchfell. Es wurde schon an anderer Stelle erwähnt, daß das „Diaphragma", wie das Zwerchfell in der Fachsprache heißt, beim Atmen stets richtig eingesetzt werden muß, daß es sich also bei seiner muskulären Aktion zusammenziehen und dadurch die Rippen schmal werden lassen muß.

Die Kreuzschmerzen kann man wieder beseitigen, die schmerzhaften Verspannungen in der Halswirbelgegend müssen nicht sein; und die Taille sollte wieder so beweglich und schlank werden wie zu der Zeit, als „er“ seinen Arm gar zu gern um Ihre Hüften legte oder Sie beim Tanzen um die Mitte nahm. Sagen Sie nicht – „Ach, die Zeiten sind vorbei. Jetzt habe ich zwei Kinder und bin über vierzig. Meinem Mann gefalle ich auch so.“ Möglich. Wenn Sie Glück haben. Aber – gefallen Sie sich auch selbst? Ist der Speck um die Mitte, das Hohlkreuz, das den Bauch hervorquellen läßt, der runde Rücken, der die Brust ohne Büstenhalter zum Hängebusen macht, wirklich ein Anblick, der Ihnen Freude macht?

Nicht umsonst pflegen wir bei jemandem, der trotz vorgerückten Alters immer noch blendend aussieht, zu sagen: „Der – oder die – hat sich gut (phantastisch, fabelhaft und so weiter) gehalten!“ Wenn Sie noch jung, schlank, gerade sind, mag Ihnen vieles in diesem Buch übertrieben, pedantisch, überflüssig, vielleicht sogar dumm vorkommen (weil Sie eben jung, schlank und kerzengerade sind!). Für viele andere wird es aber ein Wegweiser zu einem neuen Leben sein. Und auf diesem Wegweiser steht ganz oben, an erster Stelle, gedruckt: Bewegung ist das beste (und wahrscheinlich sogar einzige) Vorbeuge- beziehungsweise Heilmittel. Auch für unsere Wirbel, denn sie sind ja durch viele kleine Muskeln „gehalten“, auch für unsere Taille, sogar besonders für unsere Taille, denn dort gibt es keinen einzigen Knochen, der die Maße bestimmen könnte, sondern nur Muskeln und Haut.

Und die Halswirbel müssen wir mit Hilfe unserer

Muskeln dazu bringen, das zu tun, wozu sie geschaffen wurden: zu tragen und zu drehen.

Also:

Die Halswirbelsäule strecken, wobei die Schultern locker rückwärts und abwärts gezogen werden (zu dem imaginären Kreuzungspunkt der Hosenträger). Dann den Kopf federnd nach links und nach rechts drehen, soweit es ohne Überdehnung geht. Sollte es anfangs „knirschen", machen Sie sich nichts daraus. Je öfter man diese Drehbewegung ausführt, desto weniger wird es knirschen. Dieses Geräusch ist in der Regel bereits durch eine pathologische Veränderung der Halswirbel bedingt. Es sind kleine arthrotische Zakken, welche durch ihr Aneinanderreiben dieses merkwürdige Geräusch verursachen.

Diese Arthrose oder Arthropatie ist ein Gelenksleiden, das durch ein Mißverhältnis zwischen Gewebsbeanspruchung und Gewebsbeschaffenheit entsteht. Es ist eine typische Verbrauchserscheinung des Gelenks. Jeder Chiropraktiker, aber auch die meisten nicht mit allen Griffen der Chiropraktik vertrauten Ärzte können mit einem Ruck die Halswirbel wieder frei machen, und zwar für längere Zeit. Aber trotzdem bewegen – immer wieder bewegen!

Auch das Kopfkreisen ist empfehlenswert, allerdings muß man darauf achten, daß beim Senken des Hinterhauptes die Halspartie nicht zu sehr gedehnt wird. Wir haben schon davon gesprochen, daß die Haut über dem Hals besonders zu Faltenwurf neigt und daß gerade das Rückwärts-Beugen des Kopfes die Haut dehnt. Natürlich sieht es im Moment gut aus, ist doch die sonst faltige Haut plötzlich glatt – aber die

Halswirbelsäule ist bei dieser Kopfbewegung zu sehr lordosiert (gebeugt), und die Haut am Hals wird nur gedehnt, um mit noch mehr Falten darauf zu reagieren!

Die Lockerung des Schultergürtels ist somit nicht nur für die Anmut der Bewegungen erforderlich, sondern auch für das Aussehen der Oberarme und – des Halses. Wann immer Menschen über ihr Doppelkinn jammern und eine Wunderkur zu dessen Beseitigung fordern, dann lautet die stereotype Antwort: Halten Sie sich besser und vor allem: Schultern nach hinten und unten ziehen.

Das Doppelkinn ist also durch Schulterrichtigstellung zu beheben, durch die richtige Haltung der Halswirbelsäule, die geradegestreckt sein soll, so daß eine königliche Linie entsteht (Frau Seidel nennt dies die „Lipizzanerlinie"), und vor allem soll das Kinn mit dem Mund weder vorgestreckt werden („Futtersucher"), noch auf einem Rollkragen aufsitzen. (Ein Rollkragen ist für ein Doppelkinn sehr gefährlich, weil man versucht ist, das Kinn darauffallen zu lassen.

Beim Bewegen der Halswirbelsäule, das hauptsächlich aus seitlichem Drehen besteht – also Drehen um eine vertikale Achse –, kann man die Drehung auch kreisförmig machen; der Kopf darf nur nicht zu weit nach hinten und nur vorübergehend tief nach vorne unten geführt werden. Aber niemals „den Kopf hängen lassen!"

Unsere Wirbelsäule ist ganz besonders anfällig für Zivilisationsschäden. Oberstes Gebot für unsere Gesundheit und damit für unsere Schönheit sollte die Erhaltung ihrer Beweglichkeit sein. Man muß trachten, die Wirbelsäule nicht nur aufrecht, also vertikal, zu halten, sondern sie auch an jeder Stelle, sowohl um die horizontale wie auch vertikale Drehachse so oft wie möglich zu bewegen.

Hier ein gutes Beispiel:

Liegt man gestreckt auf dem Boden, muß man nicht unbedingt die Füße unter einen Schrank stellen oder mit Büchern beschweren, um sich ohne Hilfe der Hände wieder aufrichten zu können; eleganter ist es, wenn man zuerst den Kopf hebt und dann mit einer leichten Linksdrehung die rechte Schulter mit der oberen Brustwirbelsäule, weiter mit einer leichten Rechtsdrehung die linke Schulter mit der unteren Brustwirbelsäule; und damit sitzt man bereits. Ohne jede fremde Hilfe, aber auch ohne mit den Händen Schwung geholt zu haben (Abb. 19).

Das tiefe „Nach-vorne-Beugen" beim Stehen ist eine ausgezeichnete Übung: man beginnt mit dem Kopf, dann läßt man langsam Wirbel für Wirbel abrollen, bis der Kopf zwischen den gegrätschten Beinen pendelt. Genauso langsam, Wirbel für Wirbel, wieder aufrichten; zuletzt den Kopf heben. Diese Bewegung ist gleichzeitig eine Vorbeugung gegen Bauchspeck und dient, wie ja alle Übungen, der Erhaltung der Elastizität der Wirbelsäule. Das Fett rund um den Bauch schätzt diese Übung nicht sehr, weil sowohl bei der Beugung wie beim Aufrichten die Bauchmuskeln in Aktion sind. Beim Beugen passiv, beim Aufrichten aktiv. Fett kann sich aber nur dort ansammeln, wo darunterliegende Muskeln nicht bewegt werden. Jeder Muskel in Aktion verhindert Fettansatz und gleichzeitig auch Erschlaffung der Haut.

Die schon so oft erwähnte Streck- und Beugespan-

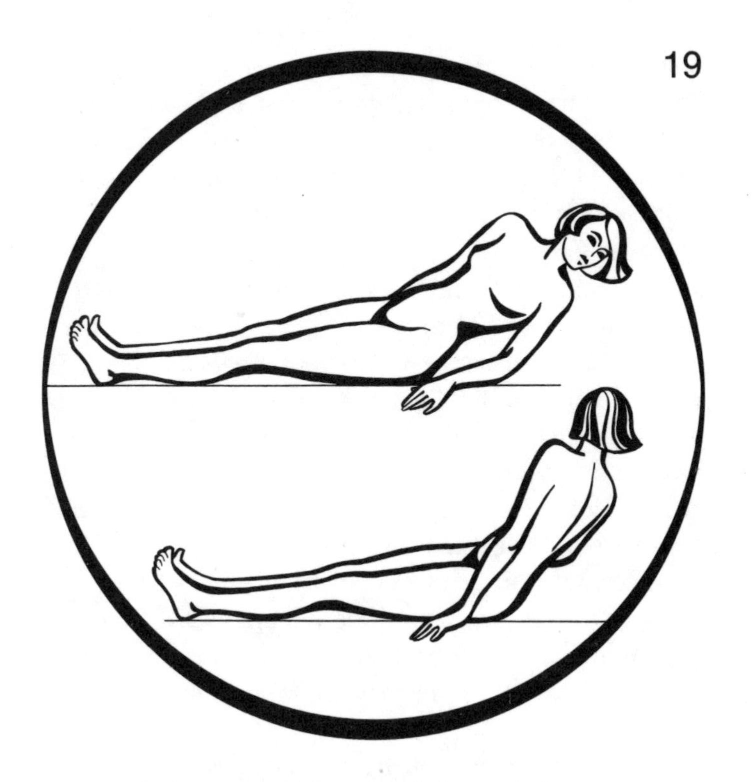


nung wird am deutlichsten sichtbar bei der sogenannten „Wurmübung“: Man liegt auf dem Rücken und zieht die Füße zum Körper; man beugt also die Beine in den Knien ab. Das Hohlkreuz ist nun ausgeglichen, die Wirbelsäule liegt flach auf dem Boden. Nun hebt man das Becken hoch und schiebt es so weit wie möglich zum Oberkörper; die Folge davon ist – da Schultern und Kopf unverändert liegenbleiben – ein starkes Hohlkreuz. Nun werden die Schultern leicht gehoben und – bei absolut festliegendem Kopf – so weit nach oben gerückt, daß das Hohlkreuz wieder ausgeglichen ist. Da aber der Kopf sich nicht von der

Stelle gerührt hat, ist eine starke Beugung der Halswirbelsäule eingetreten. Um diese wieder auszugleichen, muß der Kopf gehoben und nach oben geschoben werden. Das heißt: man ist mit dem ganzen Körper ein Stück kopfwärts gewandert (Abb. 20).

Diese Wanderung setzt man fort, bis die Beine ganz ausgestreckt sind und beginnt anschließend mit der Rückwanderung. Also: zuerst Kopf heben, Halswirbelsäule stark biegen und den Kopf möglichst mit dem Scheitel auf den Boden stellen; dann Schultern heben und beckenwärts führen, um die Halswirbelsäulenlordose auszugleichen. Dann wird das Becken gehoben und nach unten geschoben, bis es so nahe an die nun wieder gebeugten Beine beziehungsweise Füße herangeführt ist, daß es nicht mehr weitergeht. Anfangs ist es ratsam, diese Übung sehr langsam auszuführen: erst wenn man die Teilbewegungen zur Gänze beherrscht, kann man sie rasch hintereinander abwickeln.

Das Hohlkreuz ist eine Fehlhaltung des Körpers, die verschiedene mehr oder minder schwere Folgeerscheinungen nach sich zieht:

Erstens sieht das Hohlkreuz nicht hübsch aus. Zweitens wird zwangsweise der Bauch dabei vorgewölbt. (Man sieht diese Haltung auch bei Männern, vor allem bei solchen, die in ihrer Jugend „langaufgeschossene Jünglinge“ waren, oder bei Fußballern.) Drittens wird die Brustwirbelsäule gebeugt, um die übermäßige Nach-innen-Wölbung des Kreuzes auszugleichen. Und als letztes muß sich die Halswirbelsäule nach hinten biegen, um wieder die Krümmung der Brustwirbelsäule zu kompensieren. Damit ist der Kopf

20

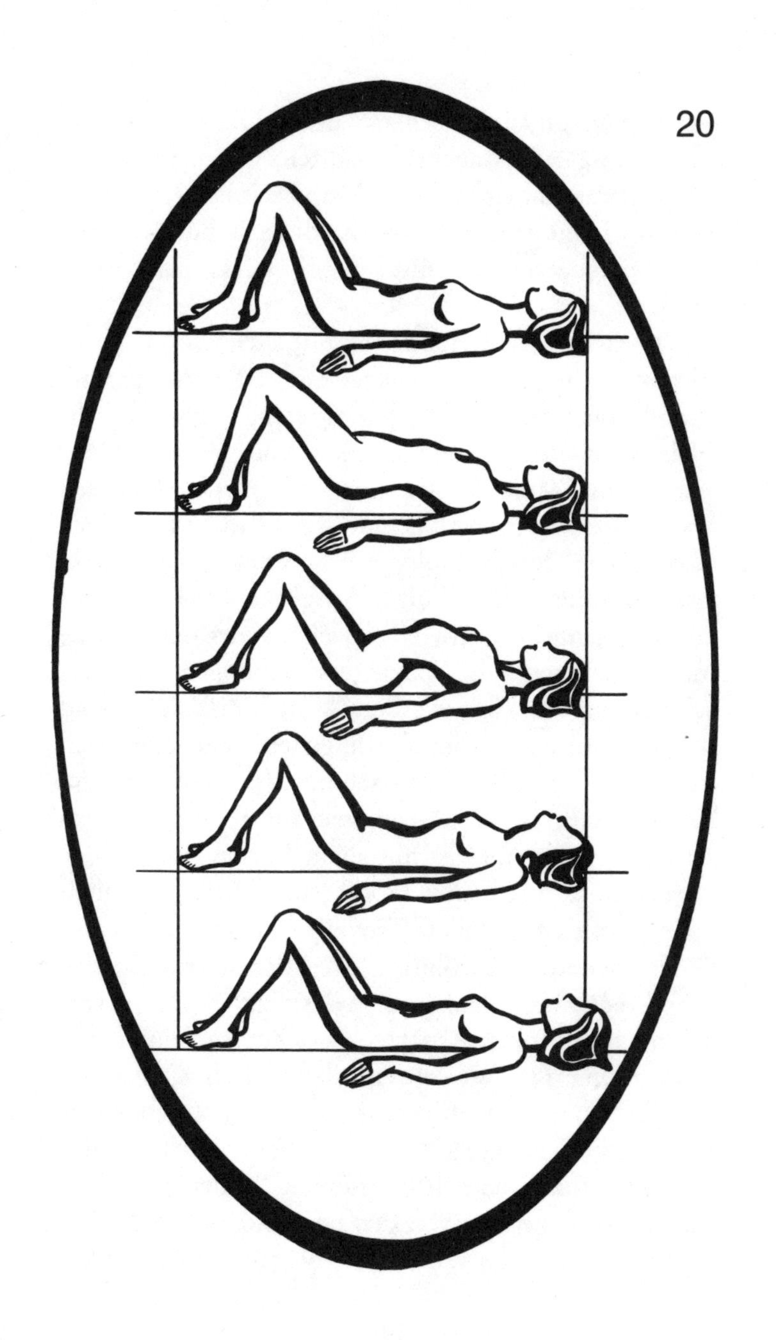

in eine unphysiologische Haltung gebracht, wirkt „hochnäsig“. Mit anderen Worten, man sieht in die Nasenlöcher hinein, und der Mund mit der Kinnpartie ist vorwärtsgestreckt. Man kann diese Stellung – wie es Frau Seidel gerne tut – mit einem Futtersucher vergleichen.

Um also, wie es richtig wäre, „allen die Stirne zu bieten“, vor allem aber seinem Gesprächspartner „frank und frei“ gegenüberzutreten, muß man die Halswirbelsäule geraderichten. Eine gerade Halswirbelsäule (eine leichte Lordose ist physiologisch bedingt) erfordert eine gerade Brustwirbelsäule (auch wieder von der physiologischen Krümmung abgesehen) und die weitere Folge: Ausgleich des Hohlkreuzes und damit Verschwinden vieler, vieler unangenehmer, ja schmerzhafter Begleiterscheinungen – Kreuzschmerzen, Verkürzung der Wadenmuskulatur und daher Schmerzen beim Barfußgehen (man kann sich nur noch in hochhackigen Schuhen fortbewegen, und das bedeutet einen „Gang wie auf Stelzen“). Also wieder einmal: Alles ist mit allem verbunden!

Ausgelöst wird die Hohlkreuzbildung beruflich bedingt etwa bei Ballett-Tänzerinnen oder Kunstseisläuferinnen; bei gewöhnlich Sterblichen entsteht das Hohlkreuz zwangsläufig durch das ständige Tragen von Schuhen mit hohen Absätzen, welches unbedingt eine Verkürzung der Wadenmuskulatur nach sich zieht. Hohlkreuz, runder Rücken – nach hinten gebogener Hals, „Hochnäsigkeit“. Die richtige Streckung des Körpers erfolgt vom flach auf den Boden gestellten Fuß über die gerade (von den physiologischen Krümmungen abgesehen) Wirbelsäule bis zum Scheitel. Und

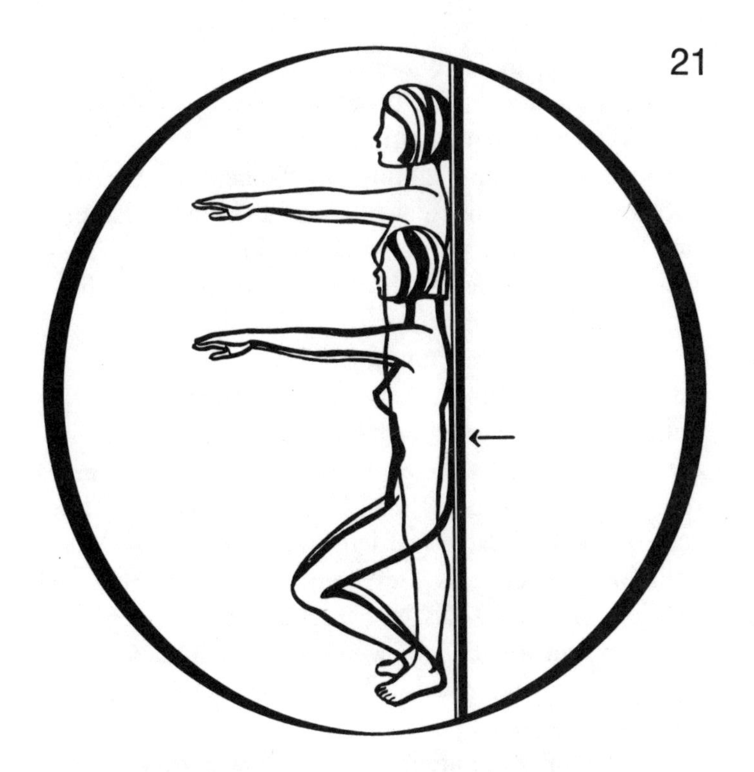
21

der „Scheitelpunkt" ist der höchste Punkt des Körpers.

Schifahrerübung:

Das Hohlkreuz gleicht man aus, indem man sich an eine Wand lehnt und so weit in die Kniebeuge geht, bis das Hohlkreuz ausgeglichen und die ganze Wirbelsäule an die Wand gedrückt ist. Dann langsam, mit an die Wand gepreßter Wirbelsäule, wieder aufrichten (Abb. 21). Wichtig ist dabei – nach dem bisher Gesagten eigentlich schon selbstverständlich –, daß die Füße unbeschuht sein müssen, am besten ist es, barfuß zu sein oder nur ganz flache Schuhe ohne Absatz zu tragen. So oft man Lust hat – mindestens aber einige

Male pro Tag an der Wand hinunter- und hinaufzurutschen, wäre ideal, um unser Hohlkreuz schleunigst zum Verschwinden zu bringen.

Oder eine andere Übung: Im Stehen ein extremes Hohlkreuz machen – gleich darauf aber, durch Kippen des Beckens nach vorne, das Hohlkreuz wieder ausgleichen. Auch wieder übungsmäßig einige Male hintereinander machen.

Selbst beim Sitzen auf einem Sessel (auch im Auto!) kann man „Hohlkreuz-Übungen" machen! Man rückt auf der Sitzfläche ganz nach hinten und drückt mit aller Kraft das Kreuz an die Stuhllehne – so weit , daß man die Hand nicht mehr zwischen Kreuz und Lehne schieben kann. Dabei werden zwar ganz andere Muskeln beansprucht, als dies beim Baucheinziehen der Fall ist – aber quasi als Nebenerscheinung verschwindet trotzdem der Bauch, weil das Becken nach vorne gezogen beziehungsweise die Symphyse (Schambein) nach oben gezogen wird.

In diesem Zusammenhang sei erwähnt, daß das vorgeschriebene Anlegen der Sicherheitsgurten nicht nur für die Sicherheit, sondern auch für den Ausgleich eines eventuell vorhandenen Hohlkreuzes empfehlenswert ist.

Man kann durch Ismakogie natürlich auch die Darmbewegung (Peristaltik) beeinflussen und damit entscheidend zum körperlichen Wohlbefinden beitragen. Darmträgheit ist ein weitverbreitetes Zivilisationsleiden, und das einzige, was dieses Übel fast sofort beheben kann, ist Bewegung; gezielte Bewegung, womöglich in frischer Luft. Und gerade dies ist wieder etwas, was die wenigsten zu tun gewillt sind. Man kaut

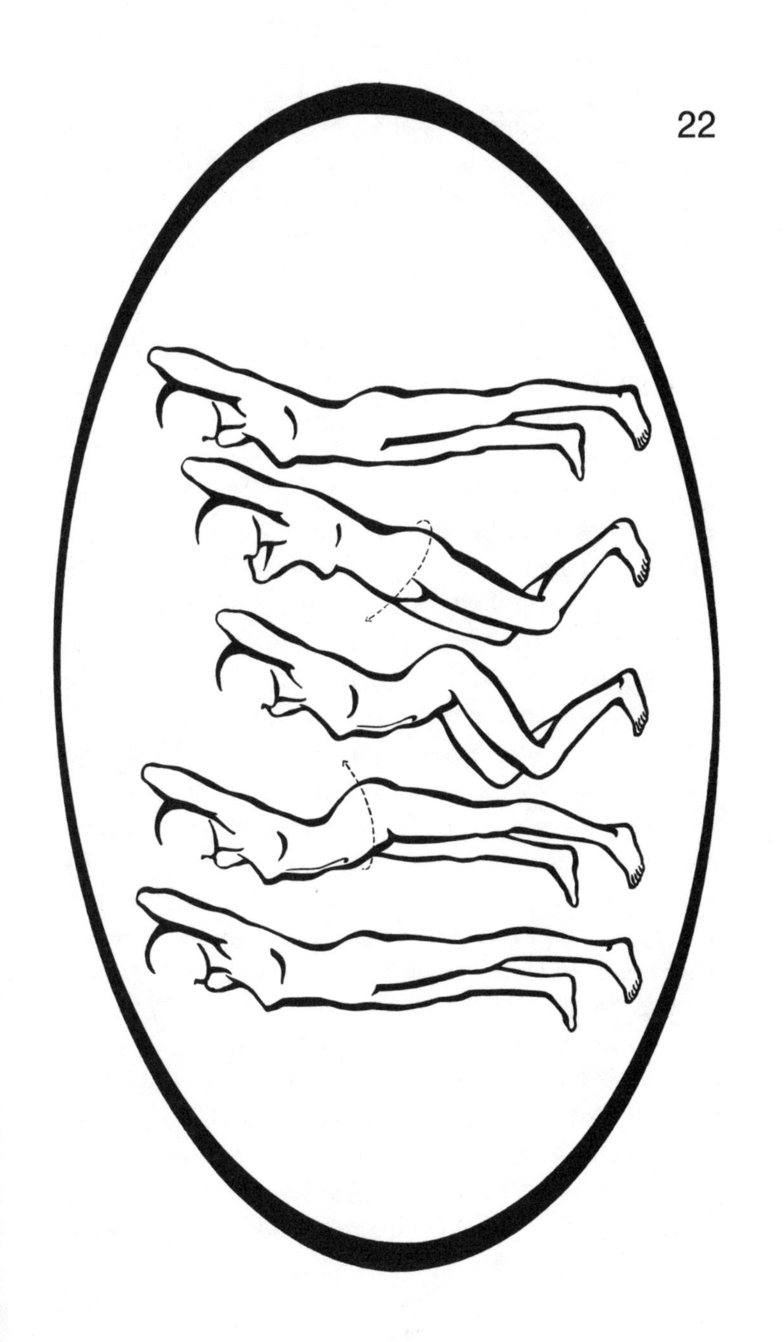

lieber Pillen, schluckt Pülverchen, genehmigt sich hie und da ein Zäpfchen – bis man bei einer Menge angelangt ist, die normale Gedärme bereits zum Zerplatzen bringen könnten. Die zahlreichen Abführmittel, die uns mit schmückenden Beiwörtern wie „mild“, „schonend“, „reinigend“, „absolut unschädlich“, „wirkt über Nacht“, angepriesen werden, scheinen zum großen Teil nur zu dem einen Zweck erfunden worden zu sein, uns noch fauler zu machen, noch träger, noch unbeweglicher. Wenn Sie die folgende Übung bewußt in Ihr physiologisches Körpertraining einbauen, werfen Sie eines schönen Tages Ihre Pillen, Pulver und Zäpfchen weg und werden – immer einen normalen Gesundheitszustand vorausgesetzt – sie nie wieder brauchen: Sie stehen mit gegrätschten Beinen und kippen das Becken nach vorne, das heißt, Sie ziehen das Schambein nach oben; mit starker Hohlkreuzbildung nun in eine leichte Kniebeuge gehen und dann, wenn das Gesäß weit nach hinten ragt, wieder das Becken nach vorne, Schambein nach oben ziehen und sich dabei aus der Kniebeuge aufrichten. Es empfiehlt sich, zu dieser nicht sehr ästhetischen Übung keine Zuschauer einzuladen; in Fachkreisen wird diese äußerst wirksame Bewegungsfolge drastisch, aber treffend „Klo-Übung“ genannt (Abb. 22).

Was nun die „bewegliche Mitte“ betrifft, so kann sie bei fast jeder Bewegung unseres Körpers eingeplant werden. Das moderne Tanzen – das fast einem Allein-Tanzen gleichkommt –, das rhythmische Sich-Bewegen zu Musik, ist eine großartige Übung für die Erhaltung der Geschmeidigkeit und Beweglichkeit unserer Taille.

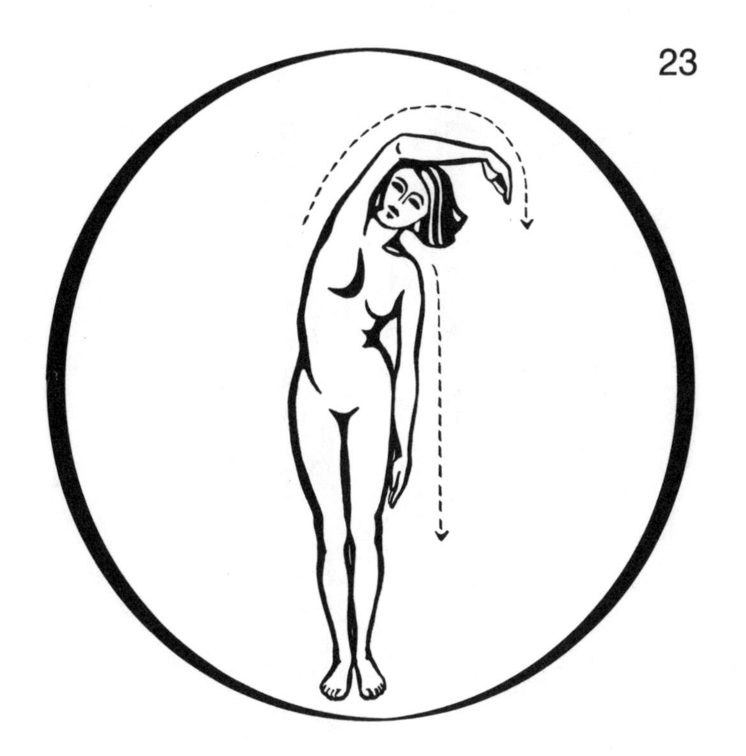


Und nun noch eine ausgezeichnete Übung:

Mit abgewinkelten Armen an eine Wand lehnen und mit dem Gesicht zur Wand das Becken schwingen lassen – einmal nach links, dann nach rechts. Zuerst wird dieses Schwingen recht armselig und holprig ausfallen, aber bald hat man den richtigen Rhythmus gefunden, und dann macht es wirklich Spaß.

Die bewegliche Mitte kann auch anders, das heißt passiv, herausgefordert werden: Man steht gerade, die Finger an einer imaginären „Hosennaht"; nun zieht einmal die rechte, dann die linke Hand, so weit es geht, an der „Hosennaht" hinunter, dabei wird der Körper

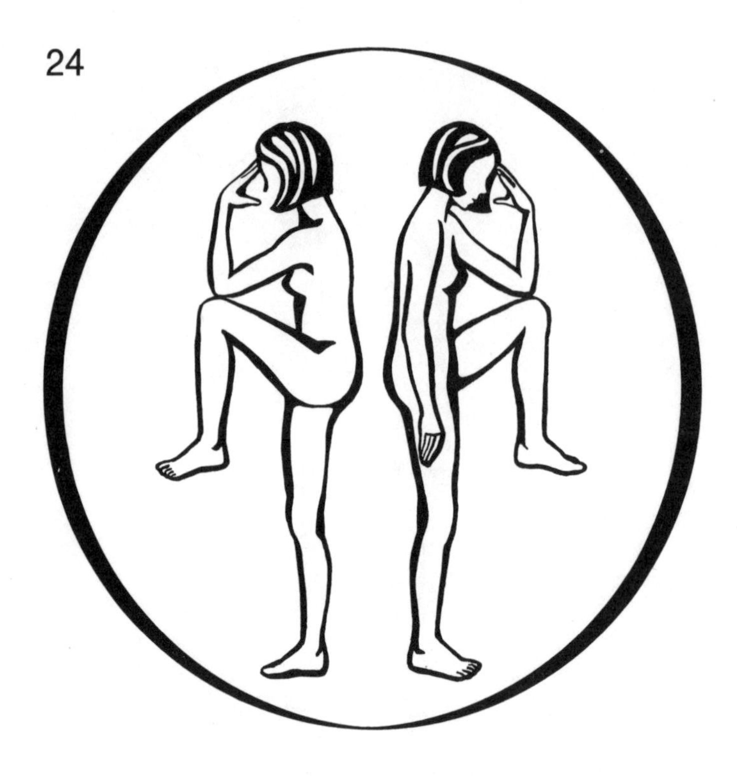

aber nicht gedreht; diese Übung erfolgt rein seitlich in der Körperebene. Der jeweils andere Arm wird über den Kopf gezogen und wippt nach (Abb. 23).

Eine ausgezeichnete Gleichgewichtsübung, die eigentlich die gesamte Körpermuskulatur – und damit auch unsere Mitte – durchtrainiert, ist folgende:

Beim Gehen das Knie so weit hochheben, daß der gleichseitige Ellbogen das Knie berührt und der Kopf dabei so gesenkt wird, daß die Fingerspitzen die Stirne berühren. Schön langsam einen Fuß vor den anderen setzen – wie immer: Fersen zueinander, Zehen auseinander (Abb. 24). Das Halten des Gleichgewichtes sieht

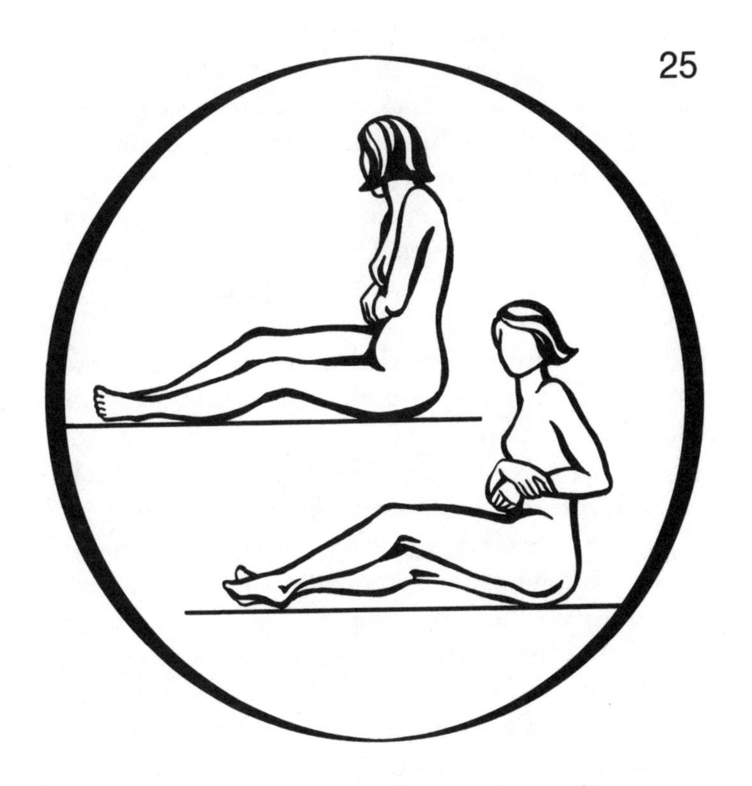


viel einfacher aus, als es ist, doch muß man die gesamte Körpermuskulatur dafür einsetzen. Eine Verhaltensweise im Alltag, die man zu einer Übung ausbauen könnte, wäre das Stehen in der Straßenbahn oder im Autobus ohne Zuhilfenahme der Haltegriffe. Anfangs empfiehlt es sich dabei, hübsch vorsichtig zu sein und immer einen Haltegriff in Reichweite zu haben. Ein unvorhergesehenes Bremsmanöver läßt Sie ansonsten wie einen Holzklotz um- beziehungsweise auf die neben ihnen stehenden Leute fallen. Für „Sonntagsfahrer“ also nicht gerade das Geeignetste.

Hat man aber einmal die gesamte Körpermuskulatur

seinem Willen unterworfen und beherrscht sie restlos, dann macht auch ein ruckartiges Fahren Vergnügen, weil man alle Muskeln miteinander spielend einsetzt, um ohne Haltegriff das Gleichgewicht zu halten.

Eine Übung zur allgemeinen Lockerung der Muskulatur, und im besonderen für die untere Körperpartie und zugleich die Taille, wäre auch folgende:

Sie sitzen am Boden, Oberkörper locker aufgerichtet, Beine gestreckt. Nun heben Sie einmal die rechte Gesäßhälfte und schieben sie nach vorne, dann die linke. Es macht großen Spaß, auf diese Art ein ganzes Zimmer zu durchwandern (Abb. 25). Eines aber sollten Sie nicht: Ihre Taille in ein Mieder einzwängen, um so die Illusion einer schlanken Mitte zu erzwingen. Irgendwo kommt das Fett wieder zutage. Das beste Mieder ist als Tarnung unbrauchbar. Eine schlanke, bewegliche Mitte, einen flachen Bauch zu besitzen, ist – und dies sei ausdrücklich vermerkt – kein Vorrecht der Jugend. Nur was in jungen Jahren selbstverständlich hingenommen wird, kostet später viel Schweiß, sehr viel Disziplin und noch mehr Willenskraft. Doch das Resultat ist die Mühe wert.

## 5. Das Gesicht

Der Gesichtsausdruck ist es, der einen Menschen alt erscheinen läßt. Der Taufschein spielt dabei überhaupt keine Rolle. Natürlich wird sich das Gesicht im Laufe der Jahre verändern, schließlich kann man nicht immer dreißig bleiben – doch niemand sollte Sorgen, Kummer und Nöte, die das Leben mit sich bringt, in unserem Gesicht so ohne weiteres ablesen können. Es ist nicht nötig, daß von den Mundwinkeln zwei tiefe Furchen abwärts ziehen, daß die Augen zusammengekniffen sind und die einst so straffen Wangen traurig nach unten sinken. All das kann vermieden werden, wenn man sich äußerlich und innerlich „hält".

Der zum Schmollen verzogene Mund, das trotzig vorgeschobene Kinn mag bei jungen Mädchen vielleicht noch bedingt reizvoll sein, in späteren Jahren dagegen wird aus dem Trotzen und Schmollen ein Hadern mit dem Schicksal; was früher kindlich, unreif gewirkt hatte, sieht jetzt böse, vergrämt, verkniffen aus. Machen Sie vor dem Spiegel die Probe: ziehen Sie das Kinn und die Unterlippe nach vorne und nach oben – die Unterlippe wird solcherart über die oberen Schneidezähne geschoben – und beißen Sie überdies noch die Zähne zusammen. Die Muskulatur der Gesichtsmitte wird sich verkrampfen, die seitlichen Gesichtsmuskeln sinken automatisch hinunter, um schließlich zu erschlaffen. Die Folge davon sind die häßlichen Hängewangen.

Durch das gewohnheitsmäßige Zusammenbeißen der Zähne und dem damit verbundenen Verkrampfen des Kinns werden aber auch die Lippen schmal, und die Mundwinkel sinken schräg abwärts. Eine tiefe, unschöne und altmachende Furche zieht nach unten. Natürlich kann man diese Falte unterspritzen – eine Behandlung, die jeder Kosmetikarzt ausführt –, aber es ist viel besser, selbst etwas dagegen zu unternehmen. Vor allem das Kinn lockern, das heißt die Haut und den Muskel am Kinn unter den Fingerkuppen vibrieren lassen, bis die ganze Partie so gelockert ist, daß bei diesem passiven Spiel des Kinnmuskels auch die Lippen mitmachen.

Man kann die Mundspalte – ebenso auch die Lidspalte – wieder waagrecht bekommen, man kann die Stirne bis zu einem gewissen Grad wieder glätten; man kann wirklich, durch Übung und Willenskraft, wieder Ordnung in das arg vernachlässigte Muskelsystem bringen. Es ist natürlich auch für die Erhaltung der Form des Gesichtes wichtig, daß man sich der Muskulatur bedient, die von der Natur dafür vorgesehen ist. Es gibt zahlreiche Muskeln des Gesichtes, deren Aktivität im Laufe der Jahre bei den meisten Menschen völlig verkümmert ist, weil sie eben verlernt haben, gerade diese Muskeln aktiv zu betätigen.

Zwei große Muskeln beziehungsweise Muskelgruppen können aktiv zur Formung des Gesichtes, des Gesichtsausdruckes eingesetzt werden: auf der einen Seite ist es der Zungenmuskel – der kräftigste Muskel im Kopfbereich überhaupt –, auf der anderen Seite die Kaumuskulatur.

Der Zungenmuskel ermöglicht ein aktives Heben

26

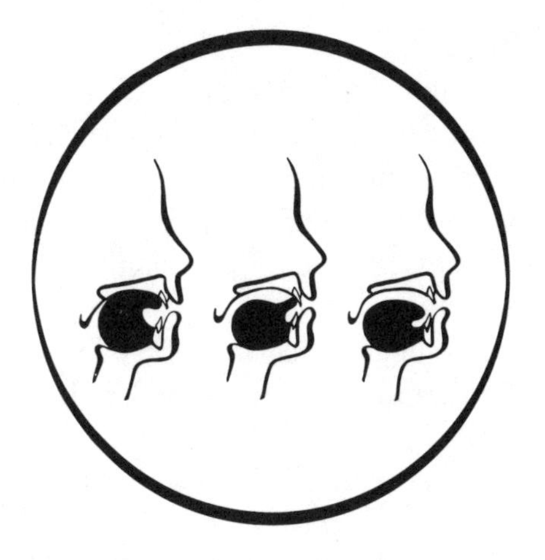

der Wangenpartien: Man legt die Zungenspitze an den unteren Rand der Schneidezähne und bildet mit der Zunge einen Bogen, dessen Scheitelpunkt den harten Gaumen berührt, besser gesagt auf den harten Gaumen drückt – wie man ein Bonbon zerdrücken würde (Abb. 26). Durch diese Bewegung heben sich die Wangen, was man ganz leicht mit an den Schläfen hauchzart angesetzten Fingern kontrollieren kann: so als ob ein Schmetterling die Haut berühren würde. Siehe da! Man spürt auf einmal feine muskuläre Bewegungen, spürt Muskeln, von deren Existenz man bisher kaum geahnt – eigentlich gar nicht gewußt hat.

Nicht alles, was von Amerika zu uns kommt, ist zu begrüßen; das Kaugummikauen ihrer Sprößlinge hat bestimmt schon manche Mütter zur Verzweiflung gebracht. Und doch ist diese Kaubewegung eine der Schönheit beziehungsweise der Festigkeit der Wangen absolut zuträgliche Betätigung. Der Druck des Zungenbogens auf den harten Gaumen, die ständige, kauende Bewegung, noch überbetont von gelangweilten Jugendlichen, ist von großer Wirkung. Da man diese Zungenbewegung aber auch unsichtbar – oder fast unsichtbar – ausführen kann, ergibt sich die Frage, ob man des reichlich unästhetischen Anblicks wegen nicht überhaupt auf den Kaugummi als Hilfsmittel verzichten sollte.

Der beim Kaugummikauen immer leicht geöffnete Mund verhindert das Zusammenbeißen der Zähne und damit auch die häßlichen Folgen. Ein leicht geöffneter Mund ist immer vorteilhaft, solange diese Haltung nicht in Grimassen ausartet. Am Beispiel der Schauspielerin Marilyn Monroe kann man die Richtigkeit dieser Feststellung studieren: keine der zahlreichen, von den besten Fotografen der Welt komponierten Bilder zeigen sie mit geschlossenen Lippen. Entweder lachend – welche Ironie des Schicksals! – oder mit leicht geöffnetem Mund, kindhaft und triebhaft zugleich, für schwache Männerherzen von höchster Anziehungskraft.

Die zweite wichtige Muskulatur in unserem Gesicht ist die äußerst kräftige Kaumuskulatur, die normalerweise nie voll ausgenützt wird. Man betätigt sie anlagegemäß richtig, wenn beim Öffnen des Mundes durch Senken des Unterkiefers vor dem Ohr eine senkrechte Höhlung entsteht. Ein herzhaftes Gähnen ruft diese Bewegung unbewußt hervor, und bewußt wird sie bei Höhenunterschieden praktiziert (um die unangenehmen Sensationen in unserem Gehörorgan zu vermeiden). Wir sollten diese intensive Kaubewegung um unserer Schönheit willen bei jedem Essen einplanen; dies wäre aber wieder – obwohl richtig – ein arger

Verstoß gegen die „guten Sitten". Daher machten wir aus der Not eine Tugend und bauten diese Bewegung, welche zum Heben der Wangen dient und eine Erschlaffung derselben vermeidet, als Übung in unser Programm ein. Sagen Sie laut „ja" und ziehen Sie dieses „Ja" in ein ebenso laut gesprochenes „Ich" hinüber. Nicht nur die Wangenmuskulatur profitiert davon, sondern gleichzeitig haben wir auch etwas für die richtige Mundstellung getan. Die Mundspalte wird waagrecht, eventuell herabgesunkene Mundwinkel verschwinden. (Ein guter Tip: Wenn Sie fotografiert werden, denken Sie diese Worte Ja-Ich! Das „Daran-Denken" allein verändert schon Ihren Gesichtsausdruck ins Positive. Und: den Schönheitsfinger nicht vergessen!)

Kräftige Muskeln befinden sich rings um Augen und Mund. Sie werden leider nur allzu häufig in die falsche Richtung verzogen und dort verkrampft festgehalten. Dieses Übel tritt durchaus nicht nur als Alterserscheinung auf. Es ist also notwendig, die einseitigen Verspannungen wieder zu lösen und die Muskeln in ihre Mittelstellung zurückzuführen.

Ist der Mund schmallippig geworden, die Mundspalte in einem Bogen nach unten gezogen, dann muß zunächst die Verkrampfung der Kinnmuskeln gelöst werden. Wie schon erwähnt, gibt es dazu eine ganz einfache Übung: Man zieht mit den Fingerspitzen die Haut über dem Kinn weich nach unten; dabei müßten automatisch die Lippen locker mitspielen. Wenn dies nicht gleich gelingt, nicht verzweifeln: Jahre der Vernachlässigung lassen sich nicht in einem Tag wegwischen. Geduld, Ausdauer und das eigene Wollen sind notwendig, um all das zu erreichen, was wirklich innerhalb unserer Möglichkeiten liegt.

Und noch etwas: lächeln Sie, so oft es nur möglich ist; nicht lautstark, mit verzerrtem Gesicht, sondern leise – ein kleines Lächeln, welches die Mundspalte öffnet und die Mundwinkel hebt; ein verinnerlichtes Lächeln, geheimnisvoll und zärtlich, wie Leonardo da Vinci es in seiner „Mona Lisa“ verewigt hat.

Um die Augenpartie gibt es manchmal eine ähnliche Fehlspannung wie um den Mund. Sie macht das Auge klein und zieht es seitlich herunter. Wie kommt es dazu?

Zunächst einmal – Schlamperei. Ein Mensch, der sich in seiner Haltung gehenläßt, wird dies früher oder später auch in seinem Gesicht nicht verbergen können. Ebenso kann Kurzsichtigkeit, die aus falsch verstandener Eitelkeit nicht durch Augengläser ausgeglichen wird, ein ständiges Zusammenziehen der Augenringmuskeln bewirken.

Und schließlich findet sich diese Fehlspannung sehr häufig bei älteren Menschen, die schon von weitem durch die kleinen Augen, die schmal heruntergezogenen Lippen und durch die Verkrampfung der Mittelpartie kundgeben, daß sie mit sich und der Welt uneins und daher in jeder Weise unzufrieden sind. Sie haben sich in ihr kleines „Ich“ zurückgezogen und hadern mit dem Schicksal.

Hier ist es schwierig, Abhilfe zu schaffen, denn Impulse von außen genügen in den seltensten Fällen. Hier muß besonders der eigene Wille ausschlaggebend sein, um positive Veränderungen hervorzurufen. Wieder wie ein Kind schauen lernen, mit großen Augen die

Umwelt neu betrachten, sich an etwas Gutes erinnern, den Himmel und die Wiese wieder sehen lernen – mit anderen Worten: aus diesem Panzer von Lebensangst, Kummer, Unverstandenheit und Unzufriedenheit, aus einer liebesleeren, egozentrischen Welt wieder herauskriechen und seinen Mitmenschen freundlich ins Auge sehen. Es hilft, glauben Sie uns! Die Augen werden größer, und damit vergrößert sich auch die Umwelt. Die Lockerung des Augenringmuskels geht Hand in Hand mit einer positiven Einstellung zum Leben selbst. Man vergißt seine Ichbezogenheit, nimmt wieder teil an dem Treiben ringsherum, und selbst die furchtbare Einsamkeit, das „Allein-gelassen-Sein“ verliert seine Schrecken und läßt nur einen Hauch von Schmerz zurück, der mithilft, den Ausdruck unseres Gesichtes zu veredeln.

Die so häufig gefurchte Stirn ist durch schlechte Angewohnheit entstanden. Keine Creme der Welt kann diese „Rolladen-Falten“ zum Verschwinden bringen. Ja, nicht einmal eine Operation ist in solch einem Fall angezeigt. Das heißt klipp und klar, daß die bewußten Falten nur durch eiserne Energie zu bekämpfen sind. Anderseits sagt man aber, daß diese Querfalten – die übrigens schon bei jungen Leuten auftreten können – ein Zeichen von überaus großer Sensibilität sind, so daß eiserne Disziplin nicht erwartet werden kann. Also wird es in den meisten Fällen bei den Falten bleiben, wenn der oder die Betroffene nicht schon sehr früh bewußt beginnt, darauf zu achten.

Die steilen, senkrechten Stirnfalten hingegen, die man auch gern als „Zornfalten“ bezeichnet, kann man muskulär ausgleichen. Allerdings wird es schwierig und langwierig sein, doch ist der Erfolg den kleinen Einsatz wert:

Sie denken an eine Brille und setzen nun in Gedanken diese Brille auf, wobei Sie sich bemühen sollen, die jeweiligen Muskeln in der Reihenfolge zu aktivieren, wie Sie die Brille aufsetzen. Zuerst den oberen Brillenrand: die Muskeln ziehen von der Mitte zur Seite. Dann die Brillenbügel: man zieht sie über beide Schläfen hinter beide Ohren nach unten. Nur besonders Talentierte spüren hier den Muskelzug von Stirne – Schläfe – Ohr bis zum Hinterhauptmuskel schon beim ersten Mal; den übrigen hilft nur üben, üben und wieder üben. Das intensive „Daran-Denken" allein ist bereits die Voraussetzung für das spätere „Spüren". Schwierig, wie gesagt – aber eine glatte, schöne Stirn ist es die Mühe wert!

Eine Brille, nicht nur gedacht, sondern tatsächlich auf der Nase getragen, kann als eine Art Widerstand genützt werden. Wir besitzen viele kleine mimische Muskeln, die zum Teil miteinander verflochten sind und in der Haut des Gesichtes enden. Mit der Brille können wir versuchen, die teilweise bereits zur Inaktivität verurteilten Muskeln wieder zu aktivieren. Die Brille verführt zunächst dazu, sie nach hinten zu ziehen; dann möchte man sie gerne vom Nasenrücken wegheben (natürlich nur mit Hilfe der mimischen Muskulatur!), und schließlich probiert man sogar, sie seitlich wegzuziehen, und schon ist das richtige Gefühl für die vorher nur gedachte „Brillenübung" da; nun geht der Muskelzug tatsächlich von den seitlichen Stirnpartien über die Schläfen, hinter die Ohren und zum Nackenmuskel.

Man kann diese Aktivität sehr wohl auch mit den Fingern nachprüfen, doch darf man diese nur hauchzart, „schmetterlingsgleich" ansetzen. Solch spektakuläre Aktionen, wie es sich zum Beispiel unser Bizeps leisten kann, ist der mimischen Muskulatur schon von der Anlage her nicht gestattet.

Eine andere Übung zur Hebung der Wangen und damit zur Festigung der Gesichtsmuskulatur: Beißen Sie übungsweise kurz die Backenzähne fest zusammen, bis Sie den Muskelzug über die Schläfenmuskulatur zur Schädeldecke spüren und sich somit selbsttätig die Schädeldecke über der knöchernen Unterlage verschiebt. Diese Übung, die nur einige Sekunden lang ausgeführt werden darf, bessert auch ganz wesentlich die Durchblutung der Kopfhaut und bekämpft dadurch wirksam eventuellen Haarausfall.

Mit unserem Willen ist sogar die Sehkraft der Augen wesentlich zu beeinflussen, so daß man auch in älteren Jahren – vor allem, wenn man ausgeruht ist – wieder lesen kann, ohne unbedingt eine Brille zu benötigen. Ralph J. Macfadyen hat darüber in seinem Buch „Weg mit der Brille" anschaulich berichtet.

Eine gute Übung zur Verbesserung der Sehschärfe wäre zum Beispiel: Man schaut in einer Ebene vor sich hin und wechselt mit Nah- und Ferneinstellung ab. Oder: bei gerade vorwärtsgerichtetem Blick läßt man die horizontal gehobenen Arme nach außen wandern und beobachtet dabei, ohne die Augen zu bewegen, wie weit man die Hände noch wahrnehmen kann. Nebenbei bemerkt, erweitert diese Übung nicht nur physisch, sondern auch psychisch unseren Horizont!

Oder: Man läßt die gespreizten Finger vor dem

Gesicht kreisen und sieht solcherart einmal die Finger, dann wieder durch die Zwischenräume der Finger in die Ferne. Das Auge ist gezwungen, in sehr raschem Wechsel nah-fern zu schauen.

Dieses Nah-Fern-Sehen kann man im Freien, im Zimmer, im Omnibus oder in der Straßenbahn üben, wann immer man gerade daran denkt. Überhaupt ist jedes öffentliche Verkehrsmittel ein ideales Trainingsgelände für unsere Haltung; für Hände, Füße, Gesicht, und immer wieder für unsere Augen. Es ist lustig, die vorüberziehenden Häuser von oben bis unten zu betrachten, kleine Details davon festzuhalten, Gegenstände in den Auslagen zu fixieren. Oder Sie machen die Augen zu und lassen hinter den geschlossenen Lidern die Augen kreisen. Eines Tages werden Sie Ihre Brille zu Hause vergessen – und sie trotzdem nicht vermissen.

Vielleicht haben Sie schon einmal bei der Wochenschau oder im Fernsehen beobachten können, wie Königin Elisabeth zu grüßen pflegt: sie nimmt Augenkontakt und senkt den Kopf nur eine Nasenlänge, sie lächelt und nickt ganz leicht. Dies ist nicht nur eine wunderbare Übung für die Augen, sondern lockert gleichzeitig die Kopfhaltung; außerdem gibt dieses Kopfsenken jedem der Anwesenden das Gefühl, besonders begrüßt worden zu sein.

Mit den Ohren wackeln ist nicht jedermanns Sache. Es bleibt ein vielbeneideter Trick einiger weniger. Aber das ganz leichte Hoch- und Rückziehen der Ohren, eine Bewegung, die durch zartes Anlegen der Fingerspitzen an die Ohrmuschel kontrolliert wird, ist bereits etwas, das jeder durch Üben erlernen kann. Oder: Man zieht die Ohren mit den Fingern hinunter – wobei die Finger in der Ohrmuschel liegen und ist nun bemüht, die Ohren durch muskulären Zug wieder nach oben zu schieben. Ebenso wird die Kopfhaut gelockert, indem man sie vom Scheitel weg nach vorne zieht und muskulär sachte rückwärts gleiten läßt.

Natürlich sind all diese Bewegungen hauchzart, mit den Augen kaum wahrnehmbar, zumindest für untrainierte Augen – jedoch von großer Wirkung. Verkrampfungen verschwinden, die Lippen sind wieder waagrecht, die Augen groß, die Zornfalten wie mit Zauberhand weggewischt. Man kann nicht umhin, Spaß daran zu finden, vor allem, wenn der unparteiische Spiegel von Tag zu Tag ein hübscheres Bild zurückwirft.

Die Nase ist ein markanter Punkt in unserem Gesicht. Sie teilt es nicht nur in zwei Hälften, sondern ist ein spezifisches Artmerkmal des Menschen überhaupt. Was Form, Größe und Proportion betrifft, ist sie in weiten Grenzen äußerst variabel. Doch braucht heutzutage niemand mehr über eine unschön geformte Nase traurig sein, durch plastische Chirurgie ist das Kümmernis in kürzester Zeit beseitigt.

Das Schicksal eines Cyrano de Bergerac, jenes kühnen französischen Dichters des 17. Jahrhunderts, dem Rostand ein Denkmal gesetzt hat, braucht niemand mehr auf sich zu nehmen.

Hat man einmal eine wichtige Besprechung, der man mit einiger Nervosität entgegensieht, dann ist es zur Steigerung des Selbstbewußtseins psychologisch äußerst wichtig und wirksam, die Worte zu denken: „Ich kann – ja – ich“. Dabei zieht man fast automatisch die Gegend um den Solarplexus, das ist oberhalb des Nabels, ein, erreicht dadurch eine Verlangsamung des Pulses und damit verbunden eine Dämpfung der eventuellen Erregung oder Angst.

Zur Lockerung der Lippen gibt es, wenn Sie allein sind, eine prächtige zusätzliche Übung: Sie legen die Zungenspitze an den unteren Rand der unteren Schneidezähne und sagen laut vor sich hin a, o, i, e – wobei die Reihenfolge der Vokale wichtig ist. Man sollte überhaupt in das tägliche Programm eine kleine Sprechübung einbauen: mindestens einen Satz laut und deutlich artikuliert lesen – als ob ein Schwerhöriger die Worte aus der Mundstellung ablesen müßte. Und um die Mundwinkel in die richtige Lage zu heben, genügt das gesprochene Wort „zieht" vollkommen. Wir sind weit davon entfernt, aus Ihnen einen Professor Higgins machen zu wollen – doch nicht nur Kleider machen Leute, sondern auch die Sprache.

# IV. Ismakogie für die Frau

## 1. Der Busen

„Üppiger Busen in zwei Monaten durch die Pilules Orientales, die einzigen, welche die Brüste entwickeln, festigen, wiederherstellen und der Frauenbüste eine graziöse Fülle verleihen, ohne der Gesundheit zu schaden . . ."

„Schöne Büste, üppiger Busen wird in einem Monate entwickelt, gefestigt und wiederhergestellt, ohne Arznei und in jedem Alter durch die berühmte LAIT D'APY (konzentrierte Kräutermilch) . . ."

„Es ist mir gelungen! Busen-Creme ‚Aglaja' ist der Triumph der modernen Kosmetik, ist die einzig sicher wirkende Creme zur Erreichung einer herrlichen Büste . . ."

„Oft nachgeahmt, aber nie erreicht werden LUPA-Büstenformer, welche beliebig regulierbar sind . . ."

„Üppige Büste, schöne volle Körperformen durch Busennährpulver Grazinol . . ."

„Zahle Geld zurück! Eine prachtvolle, feste, üppige Form erhalten Sie nur durch mein ALLERBEST . . ."

Und so weiter, und so weiter. Diese Reklame-Anpreisungen fanden sich in jeder besseren Zeitschrift um die Jahrhundertwende, und abgesehen vom Stil und der Aufmachung hat sich bis in unsere Tage kaum etwas geändert. Jeder Versandkatalog, jede Zeitschrift preist im Inseratenteil unfehlbare Mittel an, welche in kürzester Zeit, völlig gefahrlos, den Brustumfang um etliche Zentimeter vergrößern, die Brust festigen und die Formschönheit gewährleisten. Der schöne Busen, die feste Brust war, ist und wird immer ein Hauptanliegen der Frauen sein. Schon weil den Männern so furchtbar viel daran gelegen ist. Wäre die Erde nur von Frauen bevölkert (wovor uns das Schicksal bewahren möge!), niemand würde einen zu großen oder zu kleinen Busen besonders tragisch nehmen. Doch die Vorliebe des Mannes für diesen Teil des weiblichen Körpers läßt, als eine Art Zivilisationskomplex, alle Frauen zu erbitterten Konkurrentinnen werden. Der Busen ist solcherart und einerseits ein ungeheurer Machtfaktor, ein Kapital mit Vergänglichkeitswert im Leben jeder Frau, anderseits beweist seine Wichtigkeit wieder einmal mehr, wie lächerlich, übertrieben und in die falsche Richtung gelenkt die Emanzipationsbestrebungen zum großen Teil sind.

Besonders in Amerika ist die Form und Größe dieses Emblems für Liebe und Mütterlichkeit zu einer Art Fetischismus geworden. Der Busenkult hat in diesem Land geradezu groteske Auswüchse gezeitigt. Es begann noch vor dem Zweiten Weltkrieg, als die üppigen Formen einer Mae West die Leute scharenweise in die Kinos trieb und Jean Harlow sich halbnackt einem staunenden Publikum präsentierte. Einzig und allein Greta Garbo gelang es, mit knabenhafter Silhouette ihre Busenkolleginnen in die Schranken zu verweisen. Sie wurde auch ohne Busen zu Lebzeiten ein Mythos.

Nach dem Zweiten Weltkrieg war der Bann aber erst

richtig gebrochen. Anita Ekberg, Jane Russell und wie sie alle heißen mögen (und teilweise auch schon wieder vergessen sind), machten Karriere aus einem einzigen Grund: ihr Busen, ob echt oder falsch, wies überdurchschnittliche Dimensionen auf, die Zurschaustellung war oft jenseits des guten Geschmacks. In den sechziger Jahren erschien der Roman einer gewissen Jacqueline Susann mit dem Titel „Das Tal der Puppen", der ungeheures Aufsehen, zumindest in Amerika, erregte. Eine der drei Hauptfiguren begeht darin, nach einer gelungenen Brustkrebs-Operation, Selbstmord, weil sie entdecken muß, daß die Liebe ihres Mannes nicht ihr, sondern ihrem Busen gegolten hat.

Viel mehr Charme liegt da in der Klatschgeschichte aus dem alten Griechenland verborgen: die schöne Phryne, eine Vertreterin des leichten Gewerbes, sollte zum Tode verurteilt werden. Da riß ihr der Anwalt vor versammelten Richtern plötzlich das Busentuch weg und wies mit dramatischer Geste auf das, was darunter lag; wahrscheinlich mit den Worten „. . . und so was soll vermodern!" – natürlich auf griechisch. Phryne wurde freigesprochen. Ein sehr subjektives Urteil, aber man darf nicht vergessen, daß die Richter Männer waren. Und wenn die Geschichte auch erlogen sein sollte, so stimmt der psychologische Aspekt haargenau und bestätigt nur das vorher Gesagte.

Maria Antoinette, die unglückselige Tochter Maria Theresias, ließ aus einer Laune heraus ihren zarten, doch wundervoll geformten Busen in Porzellan nachbilden, um so für alle Ewigkeit die kapriziöse Erotik des Rokoko für die Nachwelt zu manifestieren.

Madame Récamier wiederum, die Dame der Revolution, kreierte das durchsichtige, kaum noch etwas verhüllende Schleiergewand und färbte sich die Brustwarzen blutrot, damit nur ja jeder sehen konnte, was sie zu zeigen durchaus gewillt war.

Jedenfalls ergäben die Geschichten und Geschichtchen rund um den Busen ein dickes Kapitel Kultur- und Sittengeschichte, das – wahrscheinlich – noch lange nicht zu Ende ist.

Zurück zur Reklame. Was ist nun wirklich Wahres daran? Die meisten Mittel, die einen durchgreifenden Erfolg versprechen, sind Turngeräte, z. B. das Baligerät oder ähnliche, welche die Brustmuskeln festigen und stärken; und da die Brustdrüsen ja auf diesen Muskeln aufsitzen, ist es tatsächlich möglich, einen größeren Umfang wie auch eine Festigung der Brust zu erreichen. Aber – ohne regelmäßige Betätigung kein Erfolg.

Eine andere Möglichkeit ist die Brustdusche, welche durch verstärkte Blutzirkulation einen gewissen Einfluß auf die Form geben kann, stellt sie doch einen mechanischen Reiz dar, dem ebenso wie einer Bürstenmassage nicht absolut jede Wirkung abzusprechen ist. Gefährlicher sind die Anpreisungen, wenn es sich um Cremes handelt. Sollen diese eine echte Wirkung auf die weibliche Brust haben, dann müßten sie Hormone enthalten; und Hormone sind nur der ärztlichen Verschreibung aus medizinischer Indikation vorbehalten.

Es gibt noch eine kosmetische Behandlung im Institut, welche durch Anwendung von Galvanotherapie und Reizstrom die Durchblutung fördert und die Brustmuskeln stimuliert und dadurch eine Vergrößerung wie auch eine Festigung bewirken kann – aber alle diese Methoden und Behandlungen sind zeitlich begrenzt anwendbar. Das einzige Mittel, die Brust formschön zu gestalten und zu erhalten, ist die richtige Haltung, welche man nicht wenige Minuten am Tage übt, sondern vom Aufwachen bis zum Einschlafen praktiziert.

Gerade für die Erhaltung der schönen weiblichen Brust hat die Natur etwas stiefmütterlich vorgesorgt: sind es doch nur der große und der kleine Brustmuskel, die für richtigen Sitz und Festigkeit verantwortlich sind. Die Brustdrüsen sitzen auf diesen Muskeln auf, und die Schönheit des Busens ist von ihrer Aktivität abhängig, zusätzlich aber auch vom gesamtkörperlichen Muskelspiel.

Besonders für weibliche Wesen ist es daher unerläßlich, durch richtige Schulterhaltung für die Stärkung der Brustmuskeln zu sorgen. Durch richtige Haltung kann man – auch im fortgeschrittenen Alter – nicht nur eine unterentwickelte Brust vergrößern und festigen, sondern auch eine zu starke und somit zu schwer gewordene Brust in vielen Fällen wieder positiv formen.

Schon bei jungen Mädchen gibt häufig eine zu voll entwickelte Brust Anlaß, die Schultern nach vorne zu ziehen und den Rücken zu krümmen, in dem Glauben, damit die Üppigkeit der Brust schamhaft verbergen zu können.

Doch damit wird gerade das Gegenteil erreicht: durch die physiologisch falsche Haltung verkümmern die Brustmuskeln völlig, die vollentwickelte und daher schwere Brust sinkt immer tiefer, die zusätzliche

27

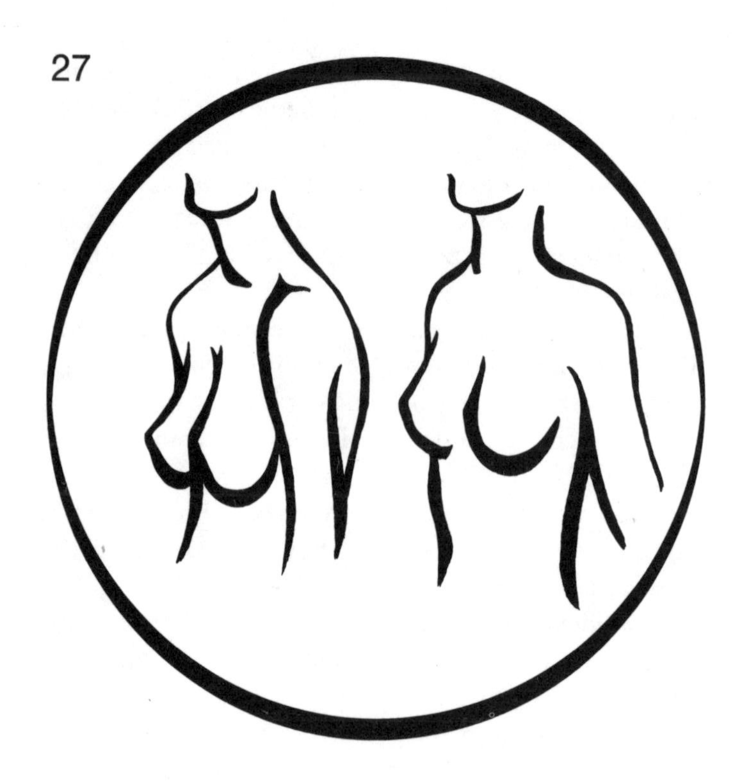

Krümmung der Wirbelsäule läßt die Taille verschwinden und macht aus dem Oberkörper ein formloses, reizloses Gebilde (Abb. 27).

Ganz anders bei richtiger Haltung: die Brust ist dort, wo sie hingehört; durch die richtige Haltung der Schultern und der Wirbelsäule wird der Oberkörper aus dem Becken herausgehoben, die Taille gestreckt; eine allzu stark entwickelte, üppige Brust wirkt dann fester und kleiner.

Die rascheste Korrekturmöglichkeit ist natürlich durch den operativen Eingriff gewährleistet. Der plastischen Chirurgie sind hier fast keine Grenzen gesetzt.

Man kann vergrößern, verkleinern, hinauf und (kaum anzunehmen!) hinuntersetzen. Was in einigen Fällen Luxus sein könnte, ist in vielen anderen bereits zwingende Notwendigkeit. Eine zu schwere Brust kann zu empfindlichen Haltungsschäden und damit verbunden zu Schmerzen führen, vom psychischen Streß abgesehen. Hier ist die operative Verkleinerung auf jeden Fall zu empfehlen, auch schon in jungen Jahren, da die Brustdrüse davon in keiner Weise betroffen wird und die Stillfähigkeit erhalten bleibt.

Bei einer zu kleinen Brust wird unter die Brustdrüse eine Stütze aus einem speziell konstruierten Plastikgewebe geschoben, welches in kurzer Zeit von Bindegewebe durchwachsen und solcherart auch fixiert wird.

Eine andere Operationsmethode wäre, einen Plastikbeutel unter die Brustdrüse zu schieben, der, mit Silikon gefüllt, die verlangte Form gibt. In letzter Zeit ist die Silikonfüllung durch Blutplasma ersetzt worden. Bei dieser Operationstechnik ist allerdings die Patientin vor dem Eingriff darauf aufmerksam zu machen, daß sie beim Liegen auf dem Bauch in der Gegend der Brust wie auf zwei Tennisbällen liegen wird!

Aber auch die Männerbrust ist heutzutage nicht frei von Problemen. Sie zeigt nicht selten eine Fülle, die sogar einem weiblichen Wesen alle Ehre machen würde. Hier haben sich Lagen von Fett angesiedelt, die von den darunterliegenden Muskeln nichts mehr ahnen lassen. Die Brust, die weibliche wie die männliche, ist an und für sich ein Lieblingsplatz für Fettablagerungen, und was Frühling, Herbst und Winter noch gnädig verhüllen, der Sommer bringt es ans Licht: Fett, wohin man sieht. Der Fettbusen hängt über einem

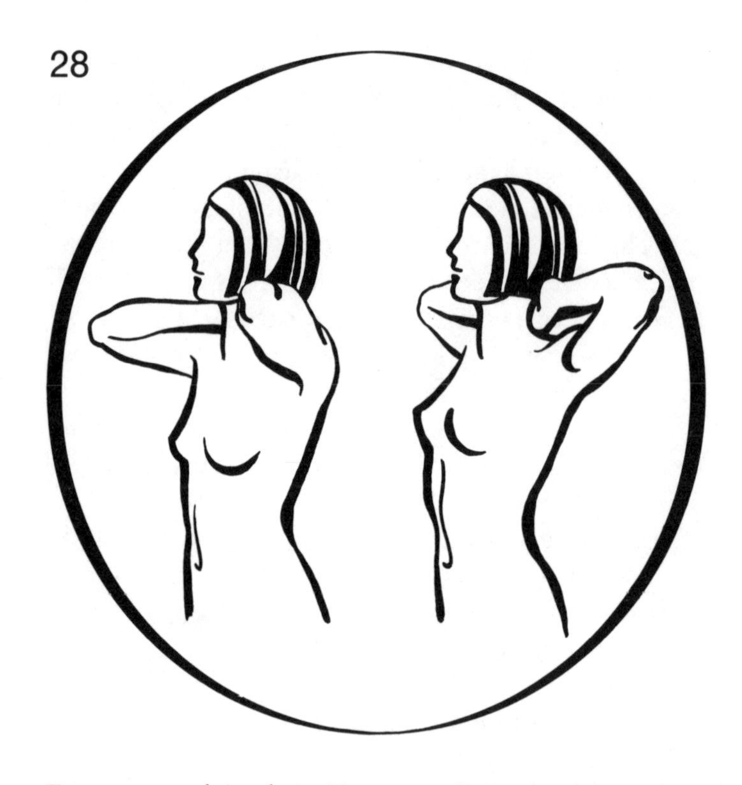

28

Fettmagen, der ohne Trennungslinie in einen Fettbauch übergeht. Darunter sitzt – weit abgeschlagen – die Badehose. Was ist aus dem hübschen Jüngling geworden, in den man sich, es ist gar nicht so lange her, unsterblich verliebt hat!

Hier muß natürlich in erster Linie das Fett weg. Und mit dem Schmelzen des Fettes kommt die Freude an natürlicher Bewegung wieder zurück, das bessere Aussehen verpflichtet zu besserer Haltung. Über das Rückziehen der Schultern nach hinten unten – bis zu dem Punkt, wo sich imaginäre Hosenträger kreuzen würden – haben wir schon gesprochen. Darüber hinaus

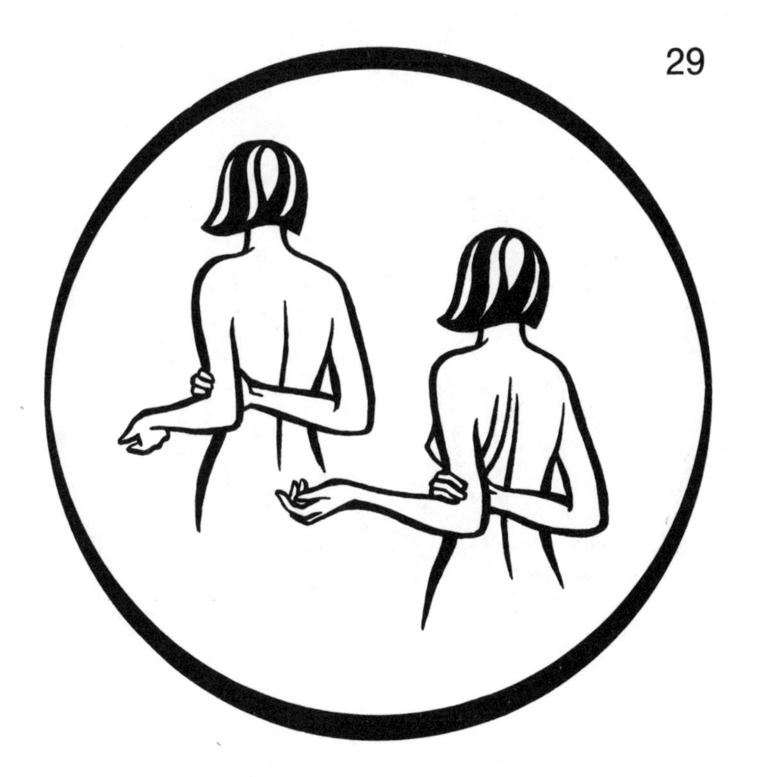
29

sind sämtliche Übungen, die zur Straffung und Festigung der Brustmuskeln beitragen, gleichzeitig Haltungsübungen. Hände im Nacken übereinanderlegen (nicht verschränken!) und mit den Ellbogen kräftig nach hinten federn. So weit als möglich, aber weich und locker (Abb. 28). Anstatt die Hände im Nacken übereinanderzulegen, kann man sie auch auf die Schultern legen.

Eine Massage der Haut über den einzelnen Wirbelkörpern, abwechselnd mit der rechten und dann mit der linken Hand ausgeführt, beim obersten Wirbel angefangen und hinunter, so tief es geht, ist eine

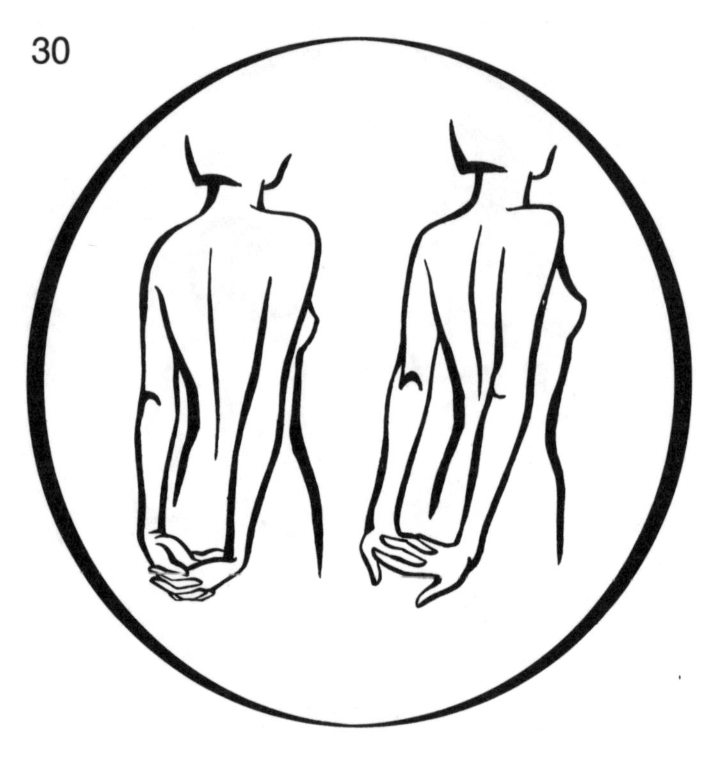

30

wundervolle Übung zur Erhaltung einer schönen Brust.

Überaus wirksam ist es auch, beim Wandern oder bloßem Dahinschlendern mit der Hand des einen Armes hinter dem Rücken das Ellbogengelenk des anderen Armes zu fassen, und dabei den gehaltenen, abgewinkelten Arm kräftig nach außen drehen – und wechseln. Es sieht hübsch aus, und man spürt förmlich, wie es in den Muskeln zieht! (Abb. 29)

Die einzige Übung, bei der die Hände verschränkt werden dürfen, ja sogar müssen, ist die sogenannte „Schüsselübung“. Sie verschränken die Hände im

Rücken, bilden solcherart also „eine Schüssel“, und leeren nun diese „Schüssel“ zum Körper hin aus, das heißt, Sie drehen die verschränkten Hände und ziehen sie dabei so weit es nur geht nach unten. Nicht den Bauch dabei herausstrecken! (Abb. 30) Falls es weh tun sollte, ist der Rücken noch zu breit, die Haltung noch nicht tadellos – Sie haben noch viel zuwenig „Haltung“ geübt.

Frauen haben eine Vorliebe, die Hände in die Seiten zu stützen. Vielleicht gibt ihnen diese Haltung mehr Mut, um mit Nachdruck eine Meinung zu äußern; das Bild der resoluten, rundlichen Marktfrau drängt sich dabei unwillkürlich auf, die ihre Waren feilbietet und dabei den Daumenballen nach vorne drückt, die Finger rückwärts. Des öfteren kann man diese Haltung auch bei Frauen beobachten, die stehend telefonieren, in der einen Hand den Hörer, die andere kräftig in die Hüfte gestützt. Kein sehr hübscher Anblick – und außerdem eine grundfalsche Haltung: die Schultern fallen nach vorne, der Rücken wird rund, die Brust muß erschlaffen, da bei dieser Haltung der Brustmuskel außer Funktion gesetzt ist. Liebend gern werden eheliche Zwistigkeiten in dieser Stellung ausgetragen, doch abgesehen davon, daß dieser Anblick den Ehemann nicht gerade zu einem reuigen Sünder werden läßt, das reichlich unschöne „Keifen“ bringt für die Ehefrau auch nichts Gutes. Ganz anders sieht die Situation aus, wenn man die Hände mit den Fingern nach vorne etwas unter dem Darmbeinkamm aufsetzt; es ist dies der Knochenrand, der am Becken oben spürbar ist – falls nicht zu viele Fettmassen den Knochen vergraben haben. Durch dieses einfache Umdrehen der Hand und

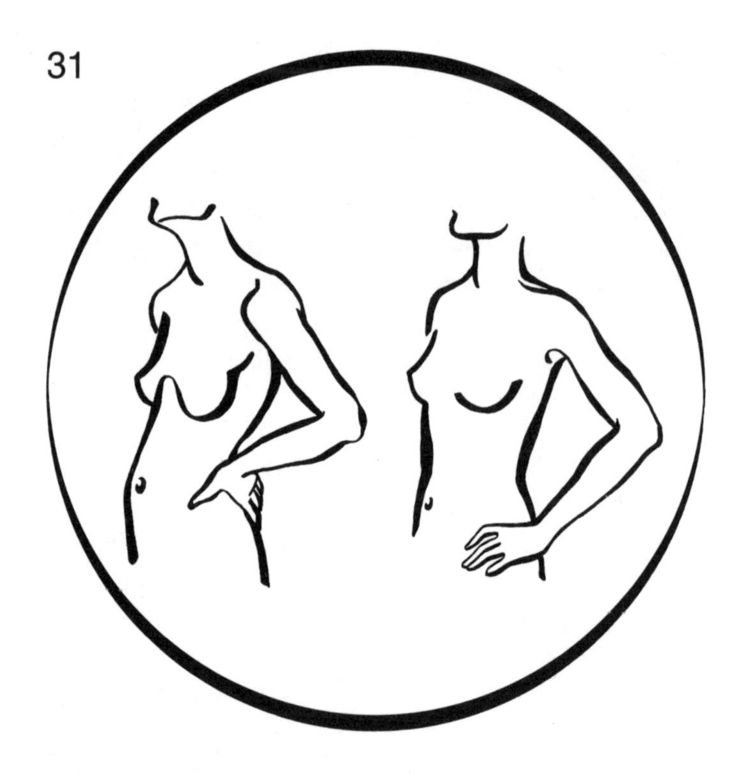

31

das Verschieben des Hand-Körper-Kontaktes von der Taille eine Spur abwärts, werden automatisch die Schultern nach hinten gezogen, die Wirbelsäule gestreckt, das Profil einer hübschen Busenlinie bleibt erhalten (Abb. 31). Und zum „Keifen“ kann es unter diesen Umständen gar nicht mehr kommen. Höchstens zu einer Diskussion.

Eine kleine Bemerkung am Rande über den Büstenhalter. Er soll nicht zu klein, aber auch nicht zu groß sein, nichts und nirgends einschneiden, sondern nur federleicht „halten“. Leider sieht man immer wieder weibliche Pullover-Rückfronten, die geradezu abstoßend und häßlich wirken. Die Schultern nach vorne gezogen, die Ellbogen im Gespräch aufgestützt und oberhalb und unterhalb des scharf abgrenzenden Büstenhalters Fettwülste.

Mit zunehmendem Alter und zunehmend schlechter Haltung zeigt auch die Vorderseite einige Tücken auf: zwischen Brust und Arm hat sich eine zweite „Brust“ gebildet! Prüfen Sie doch (wieder einmal!) kritisch Ihr Spiegelbild. Dieser Fettwulst, den auch der teuerste Büstenhalter nicht verstecken kann, der sogar bei einem ärmellosen Kleid aufscheint, ist das Ergebnis schlechter, unkontrollierter Haltung. Ein Anspannen der Rückenmuskulatur genügt, um diesen unerwünschten Wulst fast wie durch Zauberhand verschwinden zu lassen. Der Spiegel ist Ihr bester Freund – wenn Sie ehrlich zu ihm sind. Prüfen Sie kritisch, probieren Sie „Haltung“ vor dem Spiegel, immer wieder, bis Sie zufrieden sind. Dann wird es auch die Umwelt mit Ihnen sein.

## 2. Unterleib, Hüften, Schenkel

Die Zeiten, wo eine anständige Frau keinen Unterleib besitzen durfte, wo es schon verpönt war, selbst nur Fesseln zu zeigen, sind vorüber. Unter der Regierung von Königin Viktoria von England, die immerhin einem ganzen Zeitalter ihren Namen aufgeprägt hat, wurden sogar die Beine des Klaviers mit Stoff umhüllt – wahrscheinlich um schlechten Gedanken vorzubeugen! Und die Kinder kamen unter den weiten Röcken ihrer Mütter auf die Welt. Man heiratete ein anständiges, das heißt unberührtes Mädchen, machte es zur Frau und Mutter – und suchte sich seine Freuden anderswo. Vorbei. Gott sei Dank, vorbei.

Die körperliche Freiheit unserer Tage hat diese Probleme zwar völlig verändert, jedoch nicht zum Verschwinden gebracht. Ein körperbewußter Mensch ist in der Regel ein besserer Liebhaber, eine bessere Geliebte. Man sollte meinen, die Welt, unsere sogenannte zivilisierte Welt, die Freiheit im Übermaß genießt, wäre nun von lauter glücklichen, zufriedenen Menschen bevölkert. Doch siehe da! Wir sind vom Paradies noch genauso weit entfernt wie vor hundert Jahren. Die Frauen sind zwar nicht mehr bleichsüchtig und neigen keineswegs zu Ohnmachtsanfällen wie in Königin Viktorias Tagen, dafür aber sind sie zum großen Teil fett, träge und reizlos geworden. Und die Männer haben sich einen Bierbauch zugelegt, sogar jene Männer, die immerhin noch mittelmäßig aktiv

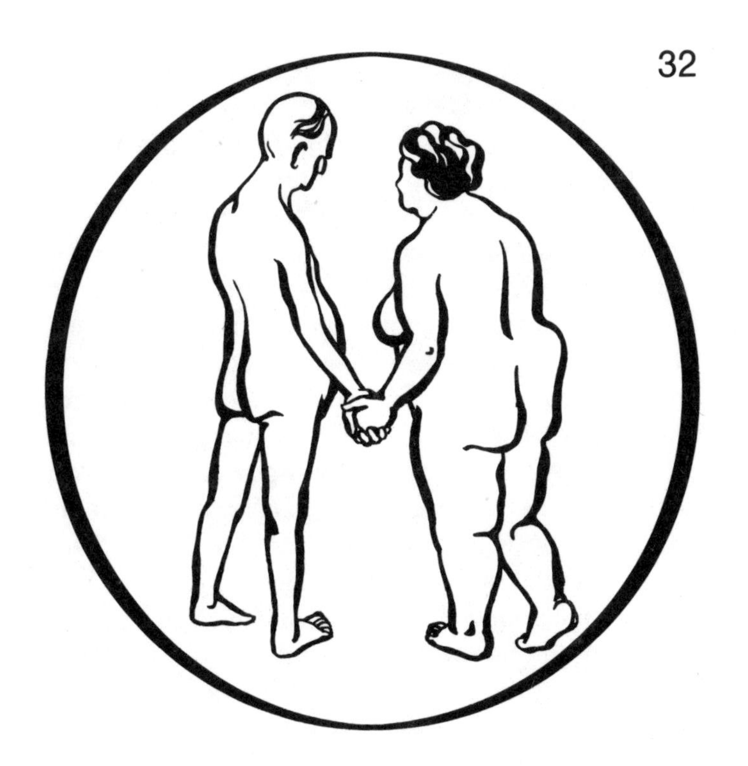

32

sind. Übertrieben? Machen Sie doch die Augen auf! (Abb. 32) Wenn man von den ganz jungen, den noch nicht arrivierten und den Luxusgeschöpfen des Jet-Sets absieht, erblickt man immer wieder das gleiche Bild: zu dick, zu träge – und infolgedessen nicht gerade glücklich und zufrieden. Dieses gewisse Unglücklichsein verleitet wieder zum Essen, zum Trinken, zum Sichgehenlassen. Der Teufelskreis beginnt von vorne.

Was hat dies alles mit unserem Unterleib, unseren Hüften, unseren Schenkeln zu tun, werden Sie vielleicht fragen. Nun – sehr viel. Der Unterleib als solcher ist in erster Linie für die gute Haltung zuständig, aber das wissen Sie ja bereits, wenn Sie die Kapitel über das Stehen, Gehen und Sitzen richtig gelesen haben. Darüber hinaus ist unser Wohlbefinden zum großen Teil von ihm abhängig. Von den Hüften abwärts bis zum Knie liegen entscheidende Zonen für unsere Gesundheit und damit für unsere Schönheit.

Ein flacher oder nur leichtgewölbter Bauch, ein festes, rundes Gesäß, straffe, gutgeformte Oberschenkel sind wichtiger als die so angepriesene, üppige Büste und müssen nicht unbedingt Attribute der ganz Jungen sein. Natürlich soll und will man auch gar nicht als Sechzigjährige mit Zwanzigjährigen konkurrieren, doch kann das Bild einer Sechzigjährigen auch im Badeanzug noch ein ästhetischer Anblick sein. Menschen, die „aktiv“ geblieben sind, werden diesen Anblick fast immer bieten. Sie sind praktisch zeitlos geworden und haben ihren Taufschein vergessen.

Die Hosenmode, Hand in Hand mit der Mini-Mode, hat vieles ans Tageslicht gebracht, was besser verborgen geblieben wäre: unattraktive Schenkel zeichnen sich plastisch durch eine lange Hose ab, und ein kesses Mini-Röckchen wird zum grotesken Zerrbild weiblicher Formen. Was hier gesündigt wurde und gesündigt wird, ist beispiellos. Und für die Mitmenschen oft eine Zumutung.

Und wieder müssen wir es sagen: hier hilft in erster Linie die Parole: weg mit dem Fett! Beweglich werden, „Haltung“ üben. Immer wieder, wann immer Sie daran denken, wann immer Sie dafür Zeit haben. Bis Sie darauf vergessen – weil Sie nicht mehr anders können. Lernen, sich richtig, also natürlich und unverkrampft bewegen. Schwimmen gehen. Aktiv sein. Und

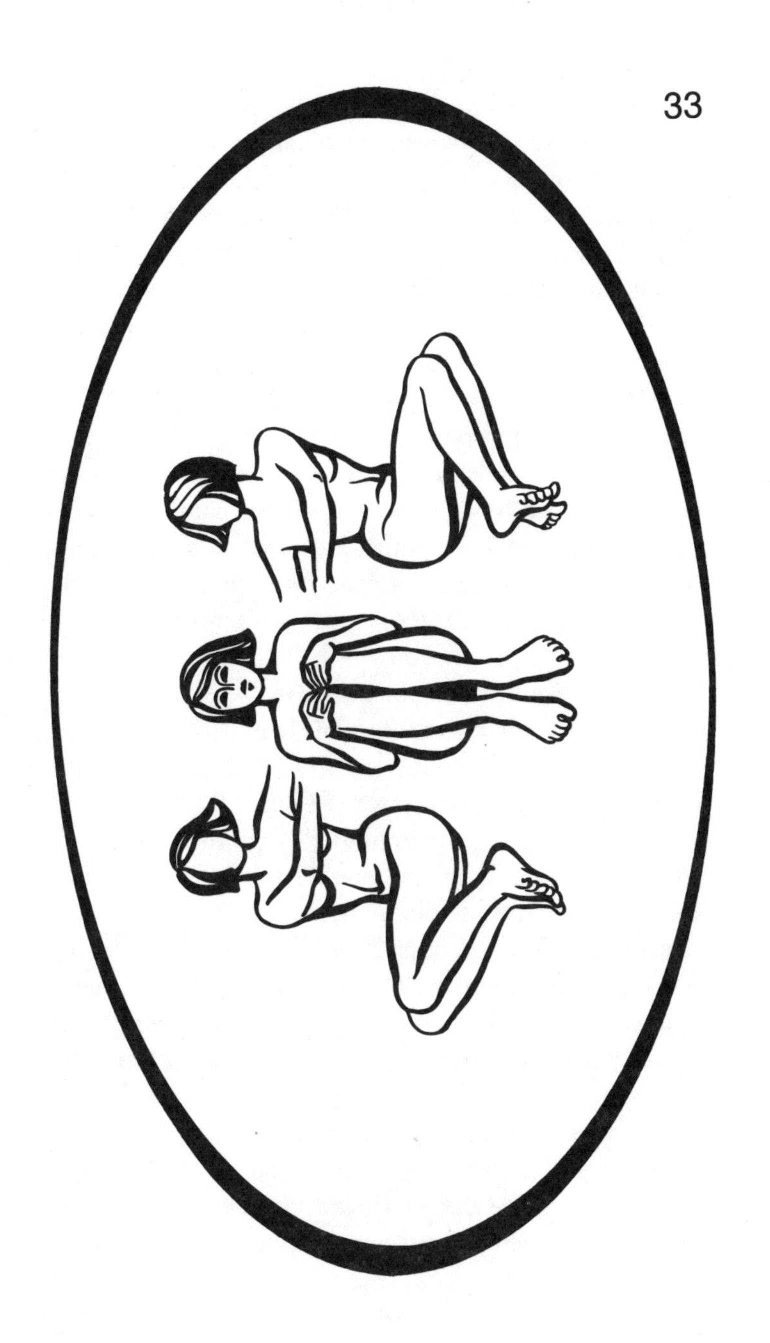

ein paar Übungen probieren, die für diese äußerst anfällige Zone sehr wirkungsvoll sind:

Hier ist schon die erste: sie macht die Taille schlank, die Hüften beweglich, die Oberschenkel straffer und zwingt die Wirbelsäule zum Mitbewegen. Mit angezogenen Beinen und geschlossenen Knien am Boden sitzen. Nun die Knie einmal rechts vom Körper auf den Boden legen, wobei die linke Schulter so weit wie möglich nach hinten, also in die Gegenrichtung gedreht wird, und dann wechseln (Abb. 33).

Dicke Oberschenkel sind das große Sorgenkind vieler Frauen. In den meisten Fällen handelt es sich dabei um partielle Fettablagerungen, die schon in der Kinderzeit entstehen können. Es kann vorkommen, daß diese Fettablagerungen knotenförmig und schmerzhaft sind. In diesen Fällen spricht man zu Recht von Cellulitis, während man bloße Fettablagerungen an lokalisierten Stellen als Panniculose bezeichnet. In beiden Fällen helfen nur Übungen und eine kräftige Massage – und etwas Geduld.

Die sogenannte „Säulenübung" wäre hier bestens zu empfehlen: man steht mit geschlossenen Beinen, Füße parallel, und dreht die gestreckten Beine aus den Kniegelenken nach außen und nach innen, wobei die Außenrotation mehr betont wird (Schlankspannung!), und spannt gleichzeitig die Beckenbodenmuskulatur. Dabei wird der Fersenschluß enger, Gesäß, Hüfte und Oberschenkel werden schmäler und fester (Abb. 34). Wenn man diese Übung einmal beherrscht, kann man sie in jeder Stellung, im Stehen, Sitzen und Liegen ausführen – ohne daß es irgend jemand bemerkt. Die „Reithosen", der Kummer vieler junger Mädchen, die

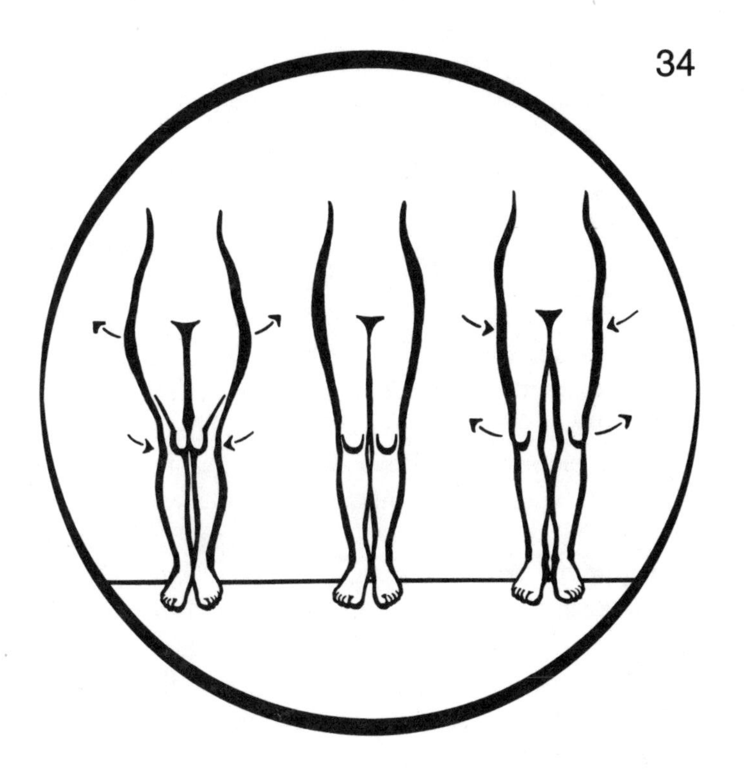


an sich eine tadellose Figur hätten, verschwinden im Nu und ein paar Zentimeter Umfang an der gewünschten Stelle dazu.

Ein spezielles Problem bei Frauen stellt die Innenmuskulatur der Oberschenkel dar. Erschlaffungserscheinungen treten hier wie auch an der Innenseite der Oberarme in besonders krasser Form auf. Das Tragen von Strümpfen verschlechtert dieses Übel. Man sollte es kaum für möglich halten, wie die kleine Stauung, die durch den Strumpfrand verursacht wird, das an und für sich lockere Gewebe erschlaffen läßt. Oberhalb der Strumpfgrenze bildet sich ein „Überfall". Das Tragen von Miederhöschen, die ja nichts verbessern, sondern bestenfalls nur etwas verdecken können, verschlechtert in gleicher Weise – durch Setzen von Stauungen – das Übel. Die Strumpfhosenmode ist im Falle „Oberschenkel" ideal.

Es gibt zahlreiche Anpreisungen in allen möglichen Illustrierten, ja auch von Versandhäusern, welche in ganz kurzer Zeit die ersehnte schlanke Form der Oberschenkel versprechen. Es handelt sich dabei um die sogenannte Schlankheitswäsche, welche den Körper an der gewünschten Stelle luftdicht abschließt und dadurch eine starke Schweißproduktion hervorruft. Natürlich wird durch diesen Flüßigkeitsverlust die betreffende Stelle schlanker. Der gleiche Effekt wird auch durch Paraffinpackungen erzielt. Aber Flüssigkeitsverlust macht Durst, und mit dem Trinken – es muß gar nicht Bier sein, es genügt auch schon ein Glas Wasser – ist der ganze Schlankheitseffekt wieder ausgeglichen und zunichte gemacht. In diesem Zusammenhang sei erwähnt, daß die Sauna zwar auch kein Mittel zum Schlankwerden, aber durch die wunderbar entschlackende Wirkung für die Gesundheit von großem Vorteil ist.

Die Oberschenkel können aber tatsächlich durch eine „gezielte" Schlankheitskur „in Form" gebracht werden. Das geschieht mit einem äußerlich anzuwendenden Mittel, das geeignet ist, die Blutzirkulation an dem behandelten Gebiet anzuregen, wodurch eine Fettverbrennung ermöglicht wird; das ist weiters möglich durch gute Handmassagen und außerdem durch Behandlungen mit elektrischem Strom (die verschiedensten Stromarten werden dazu eingesetzt).

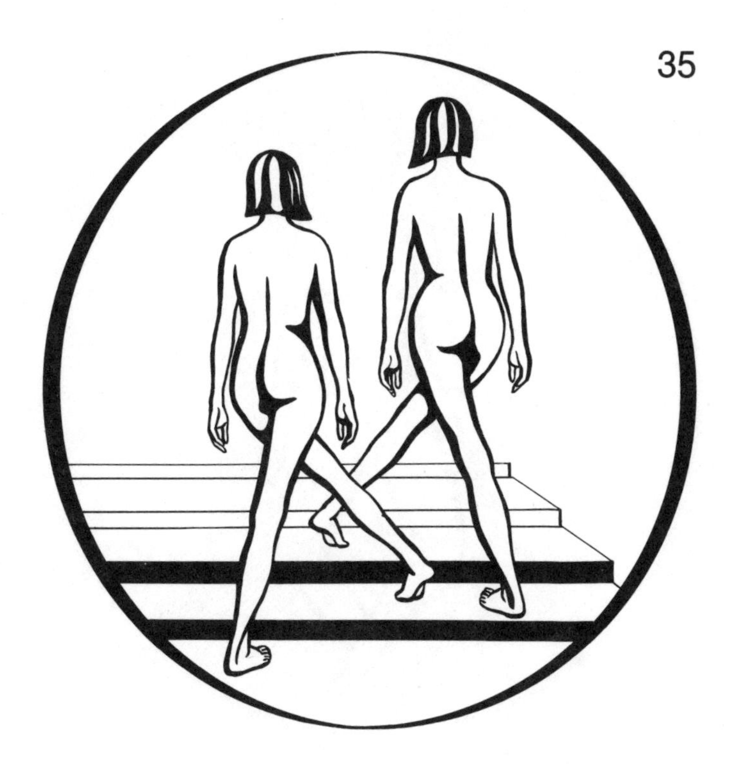

35

Man muß es aber immer wieder sagen: die „Haltung“, das Ausnützen der Bewegungen des Alltags für die Gesundheit und Schönheit ist wohl das Allerwichtigste und – das Wirksamste.

Wenn niemand im Treppenhaus steht, gehen Sie doch einmal mit weit voreinander überkreuzten Beinen die Stiegen hinauf – die Zehen stark auswärts gestellt –, und heben Sie dabei den geraden Oberkörper von Stufe zu Stufe: das geht in die Innenseite der Oberschenkel! (Abb. 35.) Stellen Sie einen Fuß genau vor dem anderen auf – ziemlich parallel zueinander, aber Zehen in die Gegenrichtung gedreht (Ballettstellung: 4. Posi-

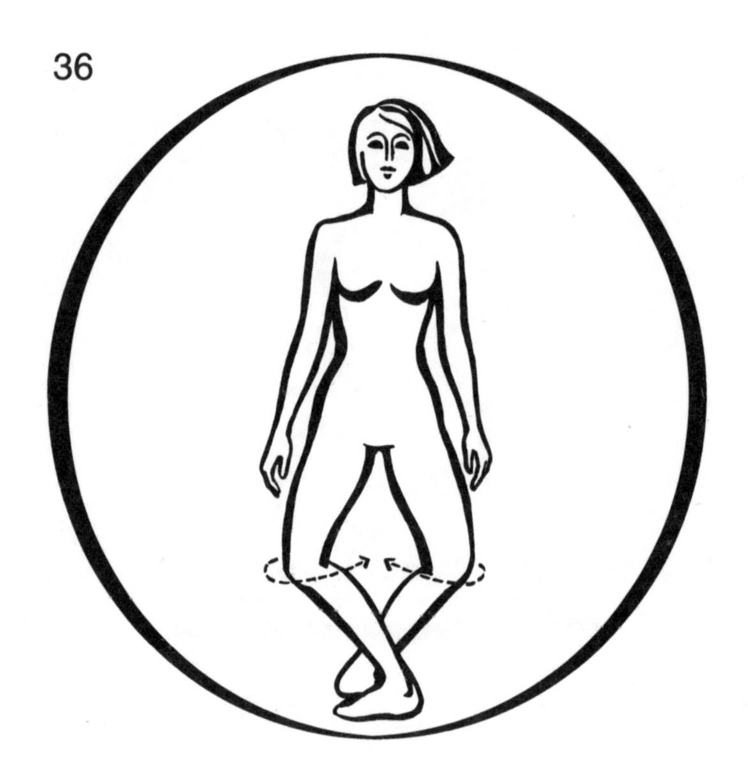


tion). Gehen Sie in die Knie – soweit es möglich ist, ohne die Fersen vom Boden zu lösen, und ziehen Sie nun die Knie zueinander (Abb. 36).

Durch das langsame Zueinanderziehen der Knie kommt es zwangsläufig zu einem Aufrichten des Körpers mit gestreckter Wirbelsäule, und man spürt den kräftigen Zug an der Innenseite der Oberschenkel. Wichtig bei dieser Übung ist daher einzig und allein das Zueinanderziehen der Knie!

Oder: Man sitzt am Sesselrand und macht die Fersen lang, indem man den Vorderfuß zum Körper zieht. Die Zehen nun so weit wie möglich auseinanderdrehen, wobei die Fersen geschlossen bleiben. Wenn wir schon beim Sitzen sind: Sie heben sitzend einen Oberschenkel, lassen den Fuß hängen und schieben den Oberschenkel vor. Sie stellen den Fuß auf und machen das gleiche mit dem anderen Oberschenkel. Ebenso wieder in die Ausgangsstellung zurückschieben. Das macht man öfters hintereinander, bis man in einen bestimmten Rhythmus kommt. In argen Fällen von Schlaffheit greifen Frauen – so sie begütert sind! – zum letzten Mittel, zur kosmetischen Operation. Davon möchten wir am liebsten abraten. Diese Operation ist äußerst schwierig, wenn das Resultat ein „schönes" sein soll, fällt in die Kategorie der „großen" Eingriffe und erfordert mehrere Wochen Aufenthalt in einem Sanatorium.

Eine Übung, die für das ganze Bein von außerordentlicher Wirkung ist, wäre folgende: mit gestreckten Beinen am Boden sitzen, Oberkörper gerade. Nun zieht man den Vorderfuß so weit wie nur möglich zum Körper hin. Die Fußgelenke sollen so stark gebeugt sein, daß die Fersen frei in der Luft sind und nur die Waden den Boden berühren. Mit den Waden auf den Fußboden klopfen! (Abb. 37) Am Anfang wird diese Übung ziemlich schwierig sein, hat sich aber die Muskulatur wieder an ihr ursprüngliches physiologisch richtiges Verhalten gewöhnt, geht es fast von selbst!

Oder: man liegt flach auf dem Rücken, die Beine sind gegrätscht. Nun die Beine so abwinkeln, daß sich die Fußsohlen berühren, beziehungsweise fest aneinanderliegen. Bei gleichzeitigem Heben des Schambeines bleiben die Knie weiterhin soweit als möglich gegen

37

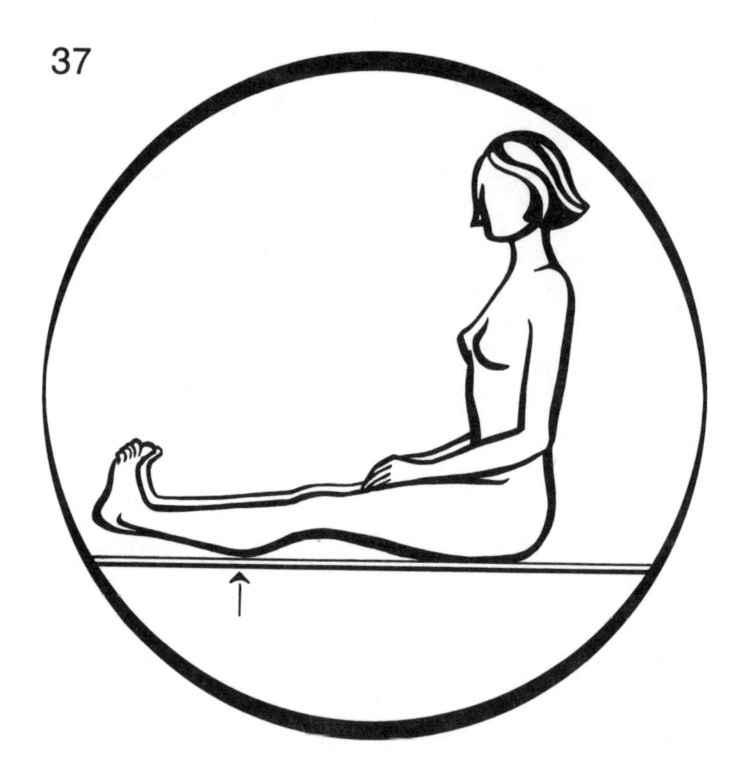

den Boden gedrückt (Abb. 38). Hier ist der Zug an der Innenseite der Oberschenkel besonders deutlich spürbar, außerdem ist dies eine wunderbare Übung für schwangere Frauen: als Vorbereitung zur Entbindung und um nach der Geburt die Idealfigur zurückzugewinnen.

Schon während der Schwangerschaft ist auf die Haltung zu achten. Das Kind im Leib der Mutter muß richtig „getragen" werden, unter vollem Einsatz der Bauchmuskulatur.

Tiere nehmen die Tragzeit und das Gebären als physiologische Selbstverständlichkeit hin. Den Frauen

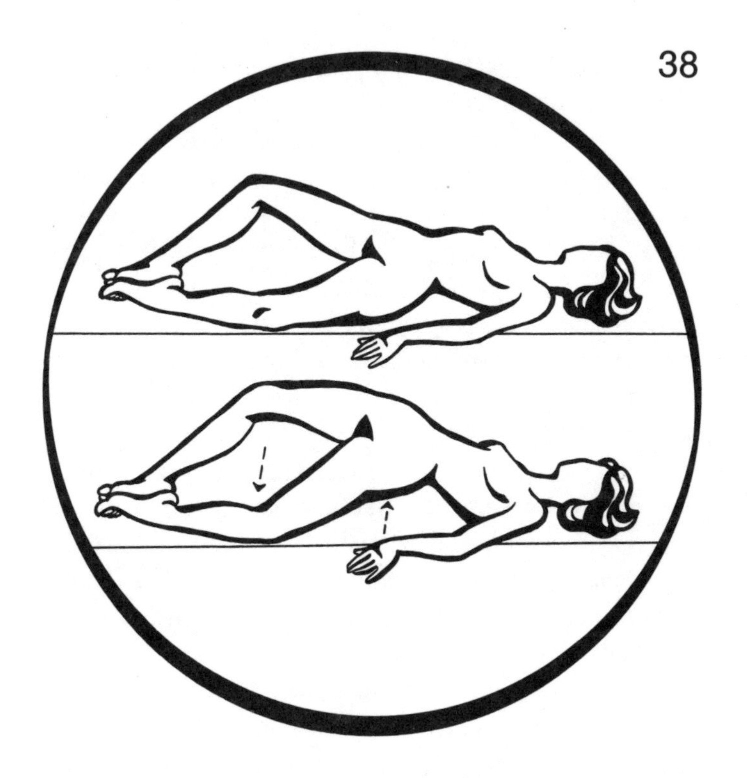


bei den Naturvölkern ist dieser animalische Instinkt noch zu eigen. Ohne Stütze, ohne Mieder tragen sie voll Stolz in geradezu königlicher Haltung die Frucht ihres Leibes. Die Entbindung erfolgt meist ohne fremde Hilfe, und in kürzester Zeit sind die vorübergehend gedehnten Bauchmuskeln straff genug, um der Mutter zu ermöglichen, mit dem Kind auf dem Rücken ihrer Arbeit nachzugehen. Das Stillen des Kindes ist naturgegeben, da die Muttermilch bei den Naturvölkern durch keine andere Nahrung zu ersetzen ist. Durch das Stillen und das ständige Tragen des Kindes auf dem Rücken ist der Hautkontakt Mutter-Kind sehr stark, und es kommt ihm eine nicht zu unterschätzende Bedeutung zu.

Und wie ist es in unserer „hochzivilisierten“ Welt? Die werdende Mutter ist – und soll es auch sein – schon während der Schwangerschaft auf die Formschönheit ihres Körpers nach der Entbindung bedacht. So unglaublich es klingt, aber es gibt doch viele junge Frauen, die aus Angst, ihre gute Figur zu verlieren, auf die Mutterschaft freiwillig verzichten.

Gefürchtet werden vor allem die Schwangerschaftsstreifen *(striae)*, welche durch Überdehnung bzw. Risse der Lederhaut entstehen. Man kann diese *striae* nur durch vorbeugende Maßnahmen verhüten, nämlich durch Abrollen der gefährdeten Hautstellen zwischen Daumen und Zeigefinger. Sind die *striae* einmal da, können diese weißen Streifen durch nichts mehr beseitigt werden.

Die nächste Sorge gilt der Brust. Und es ist fast als Verbrechen anzusehen, wenn eine gesunde Mutter aus Angst, die Brustform zu verlieren, auf das Stillen verzichtet. Dabei ist die Erhaltung der Formschönheit der Brust während und auch nach dem Stillen durchaus möglich; vor allem wenn man die unter dem Kapitel „Brust“ beschriebenen Haltungsübungen befolgt. Ein Büstenhalter nach Maß sollte allerdings gerade während der Stillzeit kein Luxus sein.

Unmittelbar nach der Entbindung ist es Zeit, an die Straffung der Bauchdecke zu denken. Hier wird des öfteren ein arger Fehler gemacht: werden nämlich die Bauchmuskeln trainiert, bevor die Beckenbodenmuskulatur gefestigt ist, drängen zwangsläufig die Eingeweide nach unten. Daher zuerst: Festigung der Bekkenbodenmuskulatur und erst anschließend Training der Bauchmuskeln.

An dieser Stelle sollte man auch über ein im Alter sehr unangenehmes Nachlassen bestimmter Muskeln sprechen, und zwar über das Nachlassen des Blasenschließmuskels, dessen zwangsläufige Folge ein nicht mehr unbedingtes Dichthalten der Harnblase ist, so daß bei jedem Husten, bei jedem Niesen usw. ein paar Tröpfchen Harn ausfließen. In diesem Fall ist es notwendig, so oft als möglich die Beckenbodenmuskulatur anzuspannen. Der Beckenboden schließt unseren Körper nach unten ab. In die Beckenbodenmuskulatur der Frau sind drei Öffnungen eingebaut: Harnröhre, Scheide und After. Die Beckenbodenmuskulatur ist unserem Willen unterworfen und kann in jeder Haltung, also beim Stehen, Sitzen, Liegen und sogar auch beim Gehen angespannt werden. Man stelle sich vor, daß man ein Goldstück mit dem Afterschließmuskel bzw. in der Scheide festhalten muß, um es nicht zu verlieren. Oder, vulgär ausgedrückt: man stelle sich vor, starken Stuhl- oder Harndrang zu haben ohne die Möglichkeit, sich sofort entleeren zu können.

Automatisch wird dabei das Becken etwas nach vor geschwungen und ein eventuell vorhandenes Hohlkreuz wieder ausgeglichen. Gleichzeitig mit der Beckenbodenmuskulatur werden auch die Hüftmuskeln aktiviert. Mehrere Übel werden somit auf die gleiche Weise bekämpft: die Schwäche des Harnblasenschließmuskels, die zu locker gewordene Halterung der Gebärmutter, Hämorrhoidenbildung und gleichlaufend damit die Fettablagerungen an den seitlichen Partien der Oberschenkel.

Die Fähigkeit, die Beckenbodenmuskulatur willkürlich einzusetzen, ist nicht nur zur Vorbeugung oder Bekämpfung von Altersschäden außerordentlich wichtig, sie hat auch in jungen Jahren eine vielleicht das Lebensglück auslösende Bedeutung.

Jede Frau kann durch das wechselnde Spiel dieser Muskelgruppen nicht nur sehr wesentlich aktiv am Sexualverkehr beteiligt sein, sondern auch den Akt der körperlichen Vereinigung so steuern, daß sie selbst zum Orgasmus kommt. Das sexuelle Verstehen zweier Menschen ist sehr oft ausschlaggebend für die Dauerhaftigkeit einer Verbindung.

# V. Zusätzliche Übungen

Das Spielen mit einem Ball ist wahrscheinlich für die meisten von uns nur noch eine Erinnerung an selige Kindertage. Doch gerade dieses Spiel ist ein ganz vorzügliches Hilfsmittel zur Erhaltung der Geschmeidigkeit der Wirbelsäule und darüber hinaus der Elastizität und Formschönheit des ganzen Körpers.

Zunächst ist es wichtig, das Gefühl für den Ball wiederzubekommen. Üben Sie das Hochwerfen und das Auffangen mit beiden Händen! Zuerst nur ganz wenig, dann höher, und schließlich einmal ganz hoch, dann wieder weniger. Wechseln Sie zum Werfen von einer Hand in die andere über, bei ausgestreckten Armen. Es wird nicht lange dauern, und Sie werden den Ball wieder „in den Griff" bekommen. Schließlich haben Sie als Kind ja oft genug damit gespielt. Ein Schlagen des Balles mit der flachen Hand auf den Boden erfordert zunächst noch mehr Konzentration, da ja auch die Hände ständig dabei wechseln sollen. Nach einiger Zeit probieren Sie härter zu schlagen, so daß der Ball hoch aufspringt und die Hand ebenfalls hoch greifen muß, um den Ball wieder auf den Boden schlagen zu können. Wer diese erste Fühlungnahme mit dem Ball gut hinter sich gebracht hat, kann zu den folgenden Übungen übergehen, die allesamt viel Spaß

39

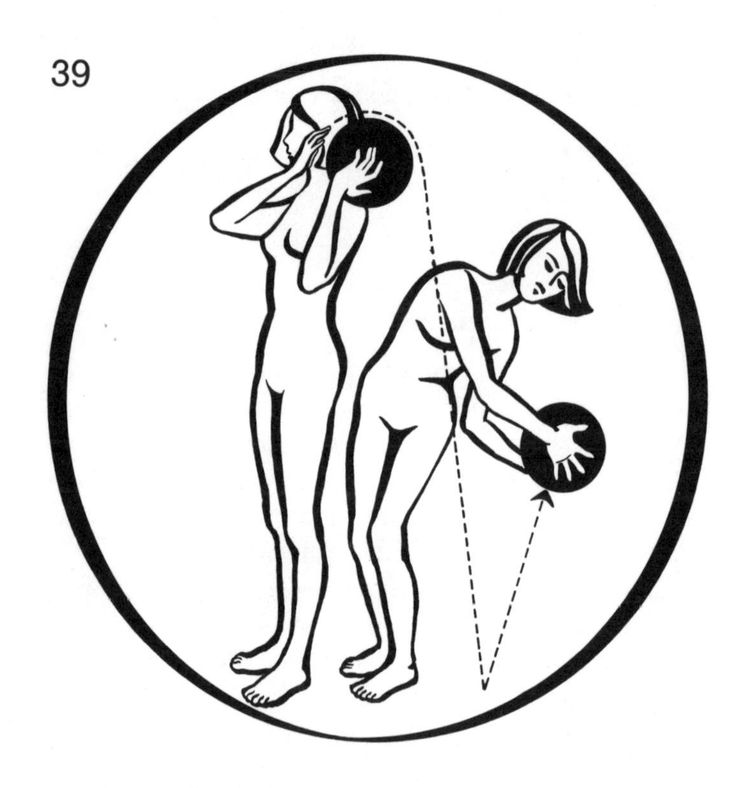

machen und außerdem ideal für die bewegliche Mitte, unseren Gleichgewichtssinn, unser Reaktionsvermögen und überhaupt zur Lockerung unseres ganzen Körpers sind.

Man wirft den Ball über die linke Schulter oder noch besser, man läßt ihn über die linke Schulter nach hinten rollen und fängt den aufspringenden Ball auf, indem man sich aus der Körpermitte nach links dreht. Die Füße bleiben auf dem Boden (Abb. 39). Wechseln von der linken auf die rechte Seite. Schwieriger wird es bei der folgenden Übung, die schon einiges Können voraussetzt: Sie stehen mit weit gegrätschten Beinen,

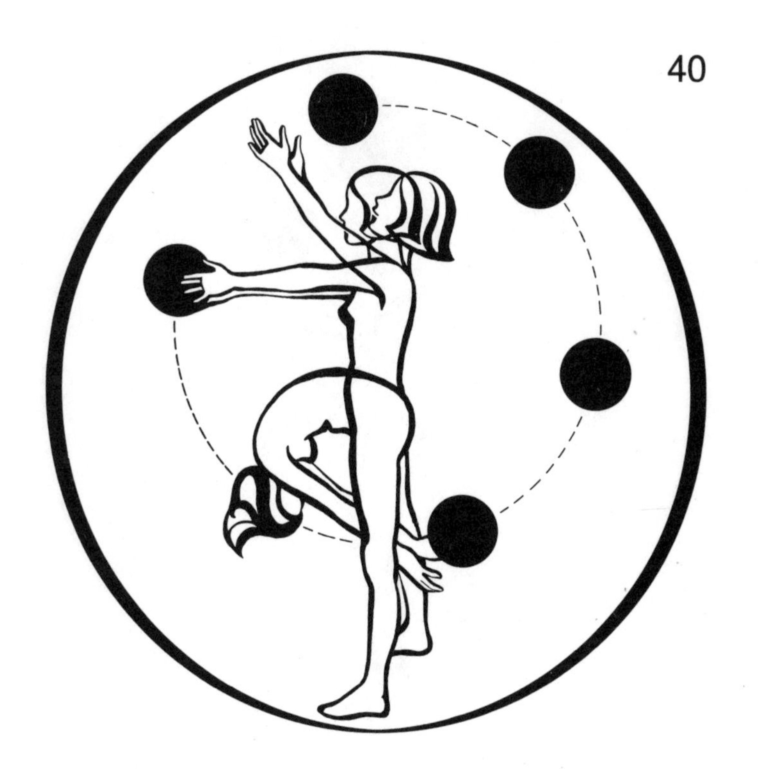
40

beugen den Oberkörper tief und werfen den Ball durch die gegrätschten Beine über Gesäß und Wirbelsäule nach vorne und fangen ihn mit aufgerichtetem Oberkörper wieder auf (Abb. 40). Dieses Vor- und Rückbeugen ist zur Erhaltung einer beweglichen Wirbelsäule eine ausgezeichnete Übung.

Oder: Sie werfen den Ball unter dem gehobenen Oberschenkel durch und fangen ihn ganz leicht wieder auf. Einmal rechter, einmal linker Oberschenkel (Abb. 41).

Man kann den Ball auch über jedem Körperteil, der einem gerade einfällt, kreisen lassen; man beginnt, im

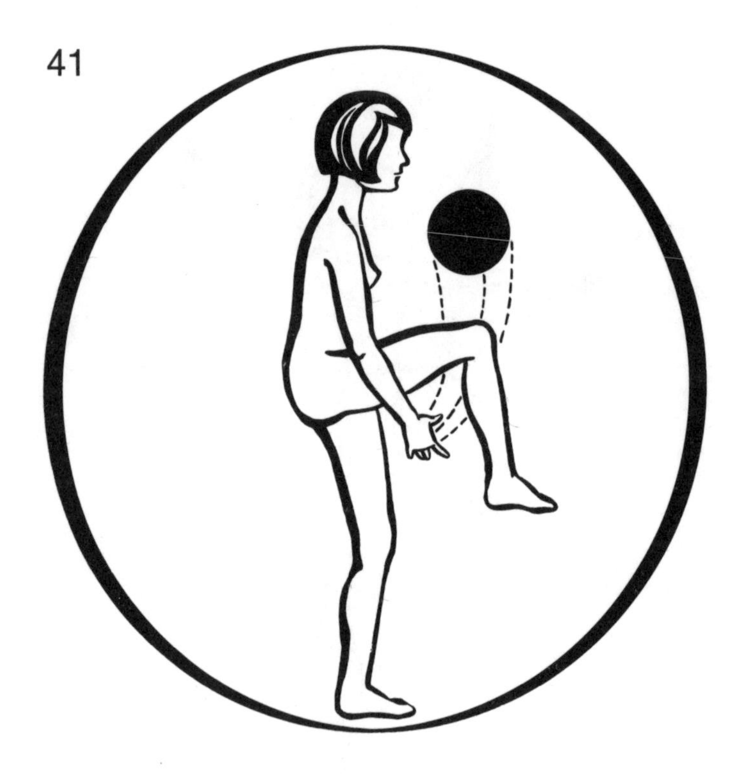


wahrsten Sinn des Wortes zu „spielen“. Lassen Sie sich etwas einfallen; jede Bewegung ist richtig, dient der Lockerung aller Gelenke und löst Verkrampfungen.

Natürlich ist die Wohnung nicht gerade ein idealer Platz für Ballspiele, doch ist dies kein Grund, auf sie zu verzichten. Die Statistik hat erwiesen, daß jeder vierte Stadtbewohner irgendwo ein Refugium im Grünen besitzt, angefangen von einer schlichten Badehütte, einem Wochenendhäuschen mit drei Schlafstellen bis zu einer komfortablen Villa mit riesigem Garten. Und die Besitzlosen haben wieder Freunde, und im Nu hat man eine Handballmannschaft beisammen. Die erste

Hürde ist immer die schlimmste: wozu soll ich denn ausgerechnet Ball spielen, wo ich gerade so herrlich sitze, liege, schlafe und faul bin; außerdem bin ich schon zu alt für solche Späße; und schließlich kann ich es wahrscheinlich auch gar nicht mehr ...

Aber dann blinzeln Sie doch zu den anderen hinüber, die dieses Stadium schon hinter sich haben und mit viel Hallo und Hurra ihren Ball mißhandeln – ja, Sie warten direkt darauf, daß endlich einmal einer Sie fragt: „Willst du nicht mitspielen?"

Und ob Sie wollen! Am Anfang sind Sie vielleicht noch ein bißchen steif und befangen, aber zusehends werden sie spüren, wie die Gelenke lockerer werden, die Bewegungen sicherer. Und auf einmal sind Sie nicht mehr vierzig, fünfzig Jahre und darüber, sondern soeben sechzehn geworden, quietschvergnügt und mit sich selbst und der Welt zufrieden. Beim Ballspielen im Kreis, wo es einmal rechts, dann wieder links herum geht, wobei jeder einen Ball hat, muß man schon ganz schön aufpassen, mit den Füßen auf der Stelle bleiben, nur der Körper dreht und wendet sich im steten Rhythmus rechts-links (oder links-rechts, natürlich). Wer einen Ball fallen läßt, bekommt einen Minuspunkt!

Selbst im Wasser kann man herrlich mit dem Ball spielen. Probieren Sie einmal, zwei Bälle so neben der Brust zu halten, daß man flach auf dem Wasser liegt. Und nun gleicht man mit Hilfe der Rückenmuskeln jeglichen Trend des Körpers sich zu drehen aus. Anstrengend? Sicherlich. Aber nachher fühlen Sie sich wie neugeboren.

Ein Allround-Gerät, das Sie einmal zu Hause

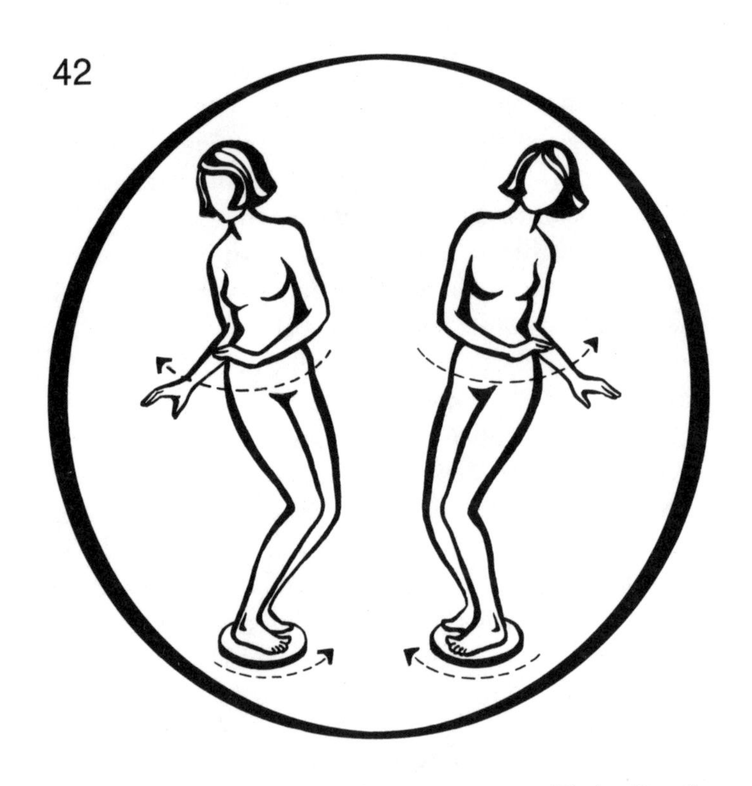


ausprobieren können, ist der sogenannte „Twist-Boy", eine kleine Drehscheibe, die ursprünglich zum leichteren Erlernen des Twist, aber auch als Trainingsbehelf für die „Wedeltechnik" des Schifahrens gedacht war, im besonderen jedoch für die Beweglichkeit der Wirbelsäule außergewöhnlich gut geeignet ist (Abb. 42).

Zunächst werden Sie Schwierigkeiten haben, das Gleichgewicht zu halten. Sie stehen mit beiden Füßen auf der Scheibe, Zehen auseinander, Fersen geschlossen und probieren Ihre Standfestigkeit aus. Dann gehen Sie langsam und leicht federnd in die Knie, richten sich mit muskulärem Höhenzug wieder auf und vollführen dabei gleichzeitig eine Drehung. Zuerst wird diese Drehung nur ein kleiner Teil eines Kreises sein, der aber bei täglichem Üben sehr bald ein ganzer Kreis werden kann. Zuletzt wird eine Drehung in der Taille schon genügen, um eine Drehung der Scheibe zu bewirken. Eine bewegliche, schlanke Mitte, eine biegsame Taille ist die wichtigste Folge dieser Übung.

Beherrscht man einmal diese Grundübung auf der Drehscheibe, kann man sie je nach Phantasie und Belieben variieren: Sie halten mit den Fingerspitzen der Mittelfinger einen ungefähr ein Meter langen Stab und bewegen diesen, während Sie mit beiden Füßen auf der Drehscheibe stehend Drehbewegungen ausführen, langsam nach oben und unten. Führen Sie den Stab so hoch wie nur irgend möglich, und federn Sie leicht mit den gestreckten Armen nach hinten – ohne den Bauch herauszustrecken!

Diese Drehscheibe ist auch ein guter Behelf, um die Beugung und Streckung des Beines beim Gehen zu üben. Und zwar: man steht mit einem Fuß auf der Drehscheibe, der andere steht auf dem Boden neben der Scheibe; Ferse innen, Zehen außen. Beim langsamen Drehen hebt sich zunächst nur die Ferse, die Zehen bleiben noch am Boden, so lange, bis als Folge der Scheibendrehung auch der neben der Scheibe befindliche Fuß die Drehung mitmachen muß und schließlich die Ferse außen, die Zehen innen sind. Der Fuß ist also in Beugestellung gegangen. Nun wird er abgehoben und ganz gestreckt. Zehen außen, Fersen innen wieder neben die Scheibe gestellt. Dabei wird ganz besonders deutlich: Beugestellung heißt: Fersen außen, Zehen innen; Streckstellung heißt: Zehen aus-

43

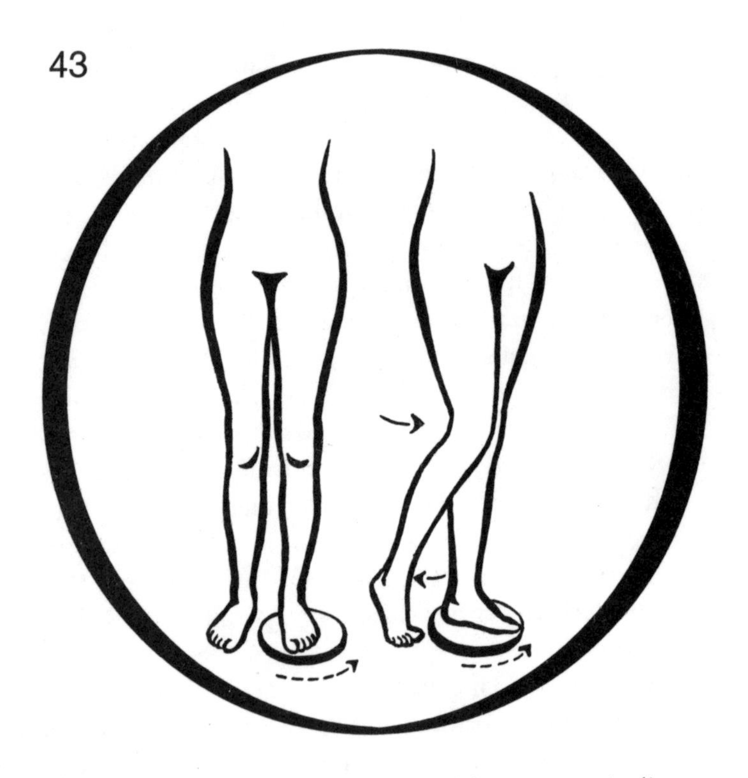

einander, Fersen zueinander (Abb. 43). Bei dieser Bewegung hat der Fuß beziehungsweise das Bein eine Achterschleife beschrieben.

Nicht nur beim Stehen ist diese Scheibe ein nützlicher Übungsbehelf: Zur Abwechslung kann man sich auch auf die Scheibe setzen, die Beine über dem Boden halten und durch Drehung in der Taille eine Drehung der Scheibe bewirken. Einmal nach links, dann wieder nach rechts. Um den Schwung kräftiger werden zu lassen, darf man auch (anfangs!) die Arme mitschwingen.

Das Beachtenswerte bei der Ismakogie ist, daß man

alle diese Übungen nur so lange braucht, bis man wirklich jeden einzelnen Muskel an und in seinem Körper beherrscht und jeden Muskel somit auf einen Reiz reagieren lassen kann. Wo immer man selbst auf einen Muskel drückt, soll dieser durch Kontraktion, durch den Versuch, den Finger wegzustoßen, auf diesen Reiz antworten. Es sollte soweit kommen, daß man schon beim bloßen Denken an eine bestimmte Muskelgruppe diese aktiviert. „Ich möchte meine Hüften schlanker haben" – und schon müßten sich die für die Form der Hüften verantwortlichen Muskeln kontrahieren, das heißt zusammenziehen, anspannen.

In Verbindung mit dem Stab wäre für Fortgeschrittene auf der Drehscheibe noch eine Übung erwähnenswert – im übrigen sind der Phantasie keinerlei Grenzen gesetzt!

Man steht auf der Drehscheibe und stützt sich leicht auf den vor dem Körper aufgestützten Stab. (Die Fersen sind natürlich fest geschlossen, die Zehen auseinander.) Nun wird mit dem Mittelfinger der Stab so betätigt, daß sich die Scheibe mit dem ganzen Körper dreht. Hinter dem Körper werden die Finger gewechselt: war es zuerst der rechte Mittelfinger, wird hinter dem Körper nunmehr der linke die Führung übernehmen. Die Drehung erfolgt einmal nach rechts, einmal nach links (Abb. 44). Die Übung ist gut für das Gleichgewichthalten, für die bewegliche Mitte und natürlich für die Lockerung des Schultergürtels. Achtung! Die Schultern nicht hochziehen, sondern in der Körperebene locker halten.

Mit dem Stab allein kann man auch hübsche „Achterschleifen" in der Luft drehen, was allerdings einiges

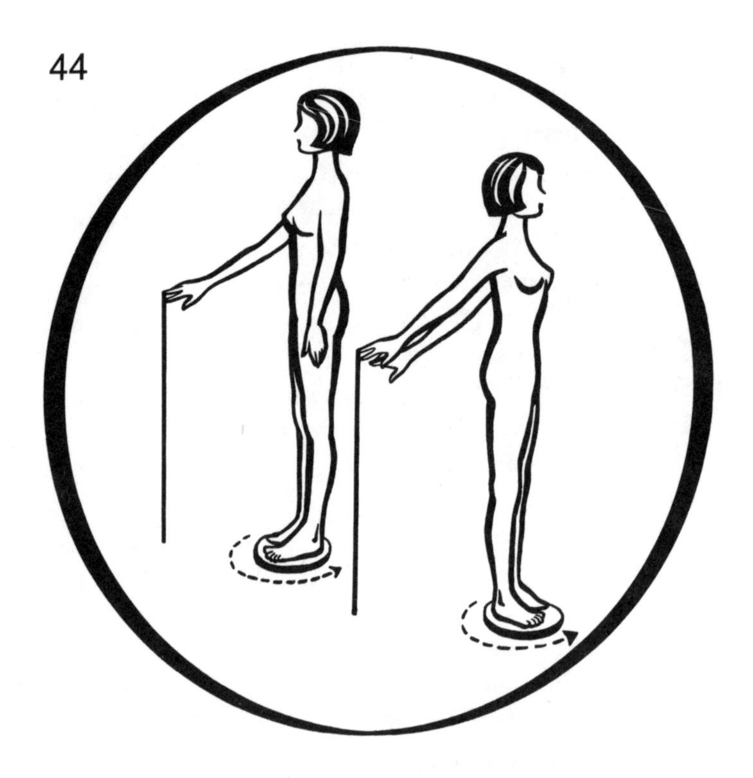


Üben erfordert und doppelt wirksam ist, wenn man dabei auf der Drehscheibe steht und Balance zu halten versucht.

Viel einfacher ist es, den Stab waagrecht mit beiden Mittelfingern zu halten und ihn einmal weit nach rechts zu schieben; so weit, daß auch die Brustmuskulatur der rechten Seite angespannt wird. Dann wechseln.

Am spektakulärsten ist aber folgende Übung: Man legt den Stab zwischen Daumen und Zeigefinger der rechten Hand, so daß er senkrecht steht. Dann hebt man mit dem Mittelfinger den Stab in die Waagrechte,

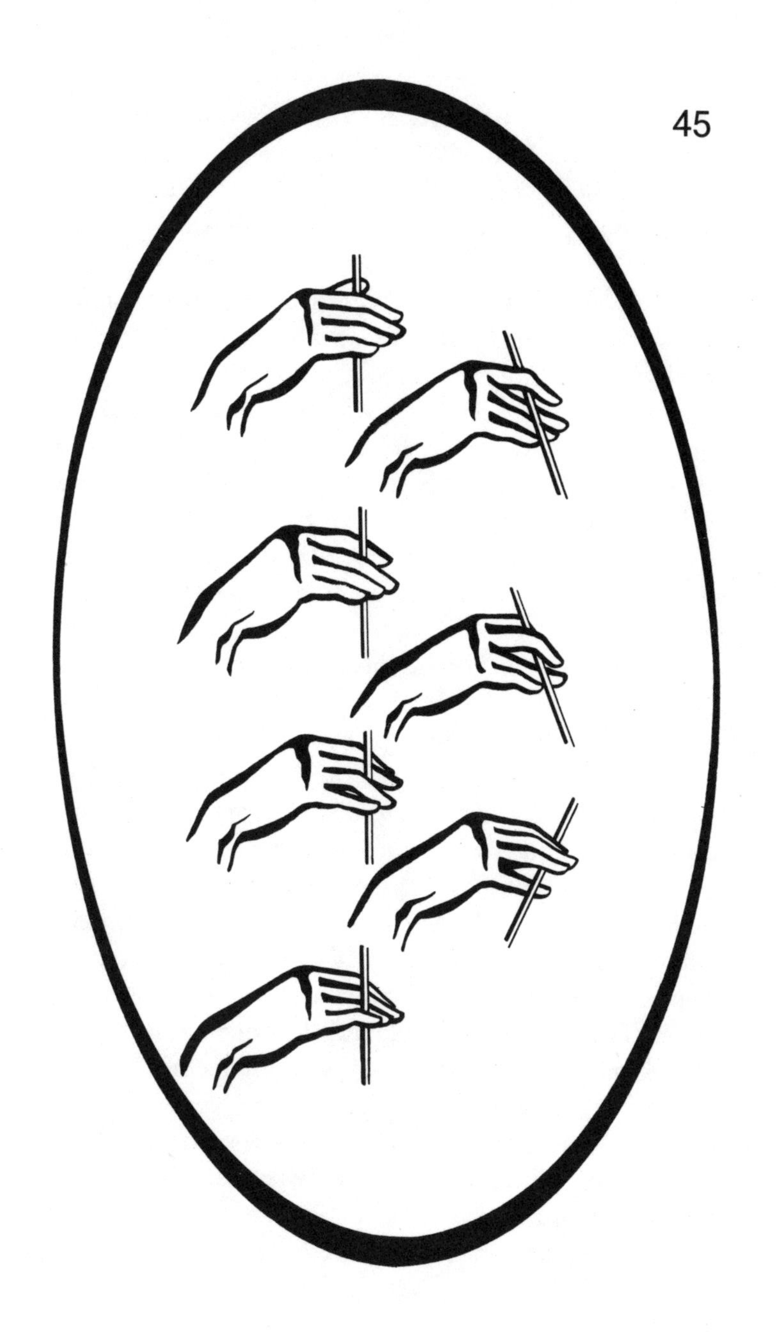

der Stab dreht sich, bis er wieder in die Senkrechte gelangt. Nun kommt der Ringfinger von unten und läßt den Stab wieder kreisen, bis als letzter der kleine Finger an der Reihe ist, der den Stab wieder von unten aus der senkrechten Stellung in die Waagrechte hebt. Vom kleinen Finger geht es wieder zurück in die Ausgangsstellung: Der Stab wird zwischen Ringfinger und kleinem Finger senkrecht gehalten, durch Druck des Ringfingers von oben wieder in die Waagrechte gebracht und so weiter, bis der Stab neuerlich in der Ausgangsstellung zwischen Daumen und Zeigefinger gehalten wird, einmal im Uhrzeigersinn, einmal gegen den Uhrzeigersinn (Abb. 45). Das gleiche führt man mit der linken Hand aus, die immer ebenso trainiert werden sollte wie die rechte. Rasch ausgeführt (was viel leichter ist!), gleicht diese Übung dem Wirbeln eines Taktstockes.

Auch Keulen als Trainingsgerät sind außerordentlich wirksam. Es gibt eine gute Übung, die nicht nur den Schultergürtel lockert, sondern vor allem für die Brustmuskulatur und für die Innenseite der Oberarme von großer Wichtigkeit ist. Haben Sie keine Keule bei der Hand, genügt auch eine mit Wasser gefüllte und gutverschlossene Flasche. Stellen Sie sich so in den Raum, daß Sie genügend Bewegungsfreiheit haben und fassen Sie die Keule (Flasche) mit Daumen, Zeige- und Mittelfinger einer Hand. Ringfinger und kleiner Finger werden weggestreckt – ungefähr so, wie man zu Großmutters Zeiten auf vornehme Weise eine Kaffeeschale zum Mund führte. Nun wird die Keule *vor* dem Körper im Bogen nach oben geführt, bis der Arm gestreckt ist, und langsam seitlich nach unten, wobei

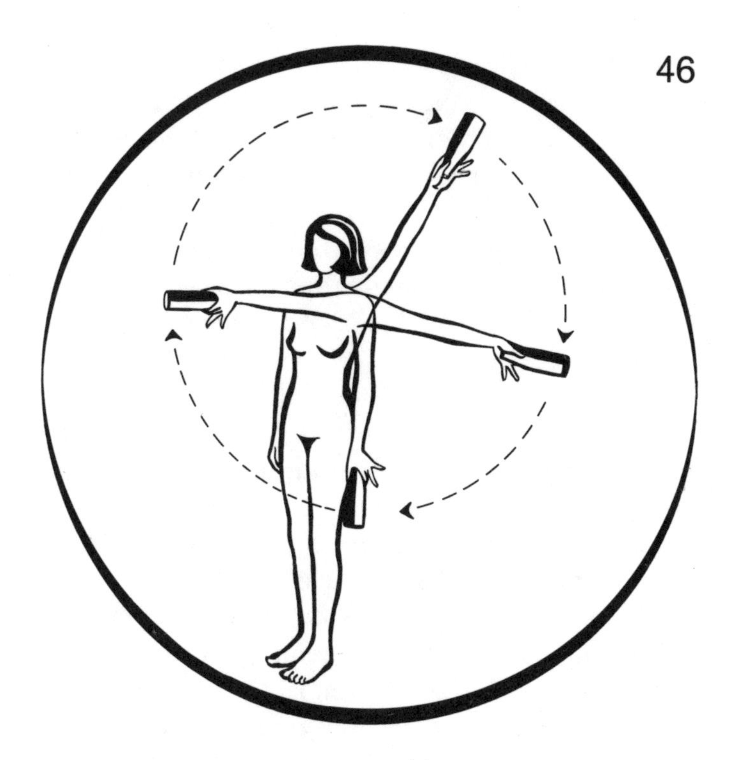

46

die Keule immer die Fortsetzung des Armes bilden soll (Abb. 46). Das Vor-dem-Körper-nach-oben-Führen und das langsame Senken ist von Wichtigkeit. Würde man die Übung umgekehrt machen, erreichte man das genaue Gegenteil der Wirkung: ein Herabdrücken der Brust und keinerlei Reaktion an der Innenseite der Oberarme. Auch das Strecken des vierten und fünften Fingers verdoppelt den Effekt dieser Bewegung.

Wer keine Keule besitzt und keine mit Wasser oder sonstiger Flüssigkeit gefüllte Flasche, kann als Ersatz diese Übung wählen: die Arme abwinkeln, die Unterarme locker fallen lassen, daß die Hände richtig schlenkern können – und nun mit dem Ellbogen Kreise ziehen. Wieder ist die Richtung dabei von ausschlaggebender Bedeutung: nach vorne, nach oben, nach hinten, nach unten. Das führt zur Stärkung der Brustmuskulatur.

Zwei runde Strohscheiben, die man normalerweise als Untersatz für den Eßtisch verwendet – der Durchmesser sollte zirka 23 bis 25 Zentimeter betragen –, werden zweckentfremdet von der Ismakogie als Turngerät eingesetzt. Es ist unglaublich, was man damit alles beginnen kann. Denn die sogenannte „Tellerübung" ist ganz ausgezeichnet für die gesamte Muskulatur unseres Körpers, besonders aber für die Schulter-, Arm- und Handmuskulatur. (Später kann man ja zu Meißner Porzellan überwechseln!)

Wir halten also je eine Scheibe mit einer Handfläche (leichter mag es anfangs sein, wenn man die Strohteller auf den Fingerspitzen aufsitzen läßt!) – und schreiben zunächst Zahlen oder Buchstaben in die Luft, bis wir uns an das Gewicht der Scheiben gewöhnt haben. Oder wir ziehen kleine Kreise vor dem Körper, um die richtige Balance zu finden. Hat man bereits ein gewisses Sicherheitsgefühl (wobei alle Hand- und Fingermuskeln mitspielen!), beginnt man die Scheiben zwischen Ellbogen und Körpermitte federnd durchzuziehen, bewegt sie durch leichtes Heben der Arme vom Körper weg und streckt langsam die Arme durch, wobei die Hände eine starke Pronation – Handrücken nach unten! – zeigen. Die so gestreckten Arme werden abwärts-rückwärts gezogen – die Teller liegen natürlich ruhig auf den Handflächen – und beschreiben dann nach außen-oben einen weiten Bogen. Die Arme

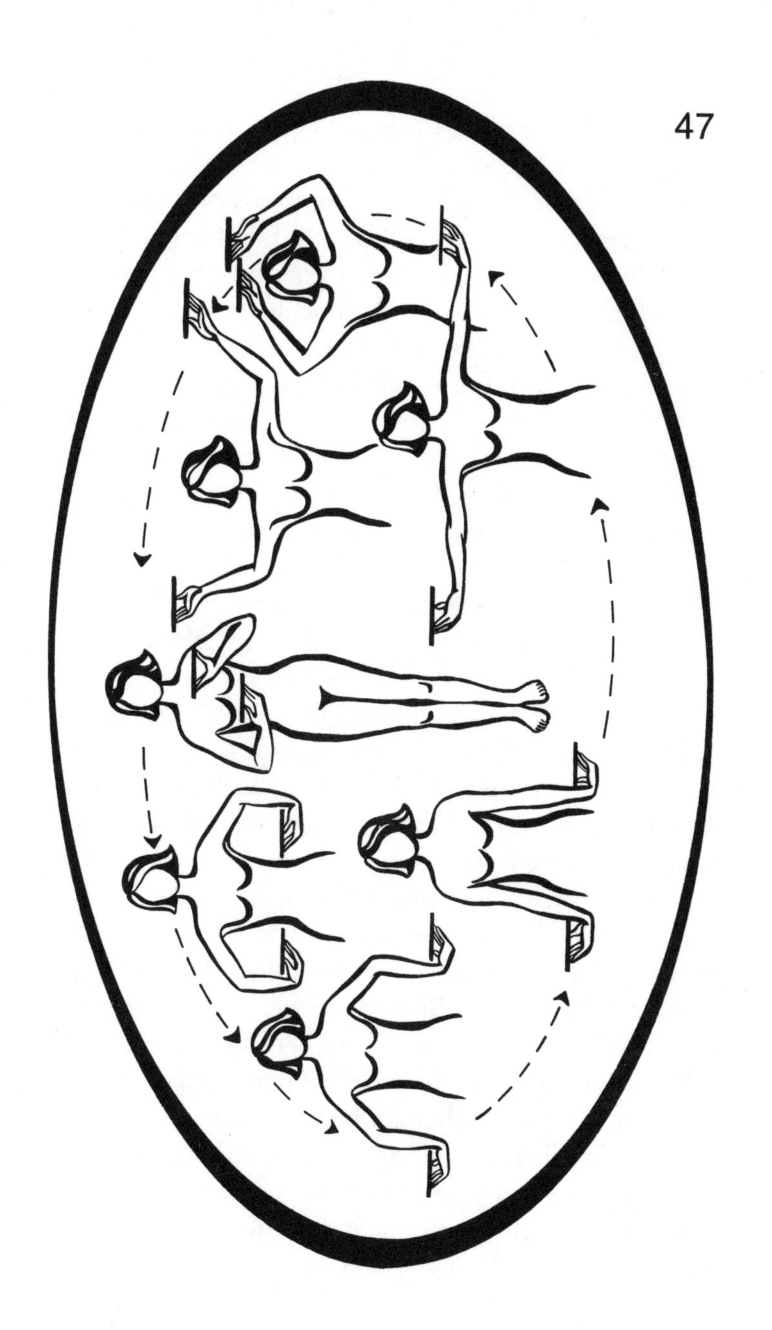

drehen sich dabei stark um ihre eigene Achse. Um ein Abgleiten der Scheiben zu vermeiden, müssen ebenfalls alle Finger mitspielen. Ist es gelungen, wippt man mit den Scheiben oberhalb des Kopfes ein wenig auf und ab, um die richtige Balance wiederzufinden, und bringt sie schließlich in einer weiten Schleife wieder in die Ausgangsposition zurück (Abb. 47).

Diese Übung erfordert äußerste Konzentration und mag anfangs nicht leicht erscheinen. Wichtig dabei ist, daß die Schultern nicht nach oben gezogen werden, daß der Oberkörper nicht vorgebeugt, sondern kerzengerade, „königlich", gehalten wird.

Beherrscht man diese Übung, dann wird der Spiegel sehr bald ein anmutiges Bild zurückwerfen. Sie wirkt sehr elegant und schwerelos und ist im übrigen von jedermann erlernbar.

Wenn diese Bewegung einmal „sitzt", das heißt spielend beherrscht wird, kann man sie vielfach variieren. Und eine besonders schöne Variante ist die Kombination von Tellerübung und Hofknicks: Man stellt ein Bein so weit hinter das andere, daß sich die Knie in ungefähr einer Ebene befinden. Nun geht man langsam mit einer leichten Drehung in die Kniebeuge, so tief, daß man mit dem Gesäß zwischen den gekreuzten Beinen den Boden berührt. Das Hinsetzen darf keinesfalls mit einem Plumps erfolgen! (Abb. 48)

Beim Aufstehen wird das Schwergewicht nach vorne verlagert, um leicht, ohne Hilfe der Hände – die sind ja mit den Scheiben beschäftigt! – zum Stehen zu kommen. Anfangs kann man sich die Übung wesentlich erleichtern, indem man zuerst zum Knien auf einem Bein kommt und dann erst zum Sitzen und ebenso mit

48

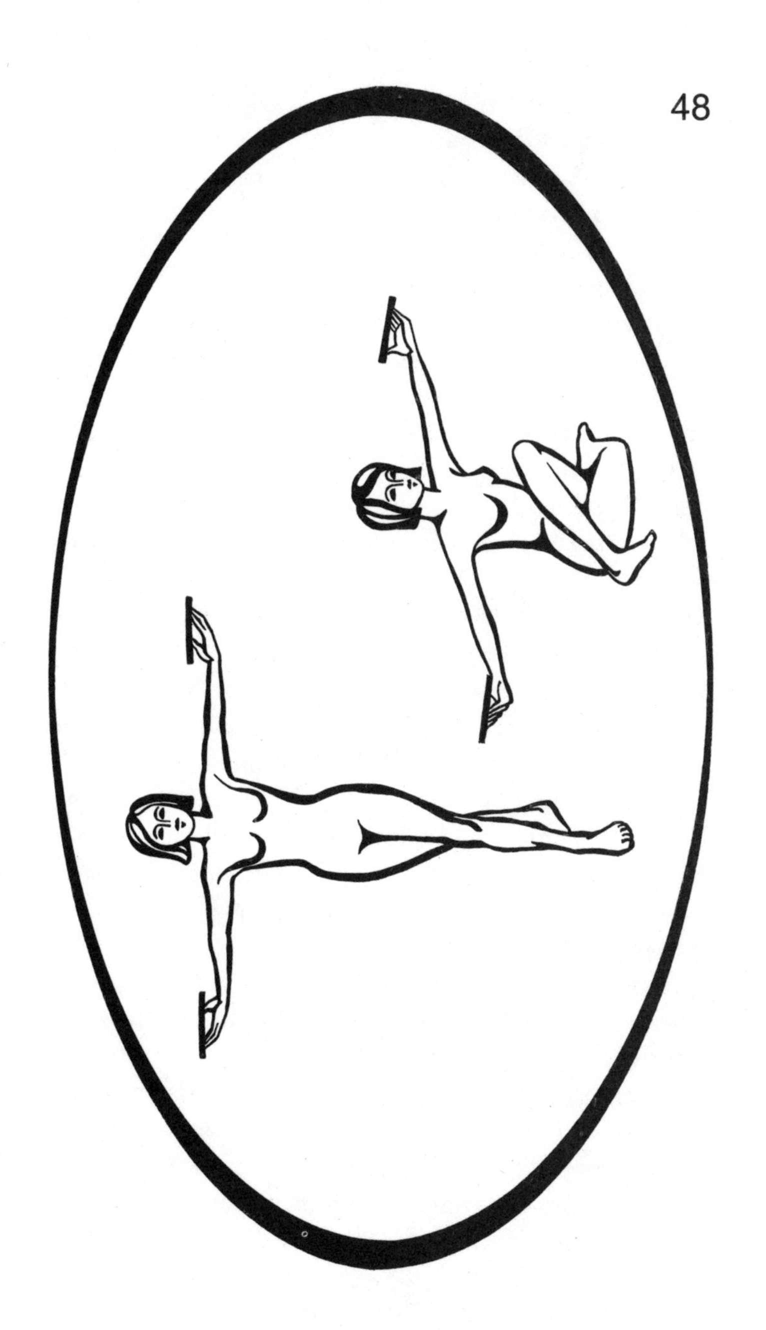

Hilfe des Knies wieder aufsteht. Beide Übungen müssen natürlich zunächst getrennt voneinander geübt werden, bis man sie im Detail beherrscht, um kombinieren zu können.

Um den Hofknicks leichter zu erlernen, läßt man irgendeinen kleinen Gegenstand vor den Körper fallen (oder vielleicht liegt sogar schon etwas auf dem Boden, das Sie aufheben möchten?). Nun beugt man ein Bein, setzt das andere Knie auf den Boden, hebt mit einer tiefen Kopfbeuge den Gegenstand auf, wobei die Hand mit den Fingern zum Kopf gerichtet ist, diesen quasi herunterziehend. Eine sehr elegante Übung, die Sie schon dutzende Male in den „Mantel-und-Degen-Filmen", von der Hauptdarstellerin ausgeführt, gesehen haben. Wer die Kombination dieser beiden Bewegungen – Tellerübung und Hofknicks – einmal zur vollen Zufriedenheit beherrscht, sollte bis ans Lebensende dabei bleiben. Hier ist alles „gehaltene" Bewegung, körpereigenes Muskelspiel ohne jegliche Verkrampfung. Das heißt mit anderen Worten, hier ist die Bewegungslehre der Kosmetik in jeder Phase transparent; hier ist schließlich auch das Endziel der Ismakogie, nämlich die Beherrschung von Körper und Geist, erreicht.

Je nach Laune kann man aber auch mit den Strohscheiben zu jonglieren beginnen (Bälle sind genausogut dafür geeignet, im Notfall tun es auch ein paar Äpfel!). Nehmen Sie eine Scheibe und werfen Sie diese in die Luft, daß ihr Durchmesser vertikal ist. Fangen Sie mit der anderen Hand im Wechsel. Hat man dabei eine gewisse Sicherheit erlangt, kann man dieses Geschicklichkeitsspiel mit einer dritten Scheibe erweitern. Bei vier Scheiben sind Sie schon Anwärter auf einen Platz im Zirkus!

Noch ein paar Worte zum Thema Sport und Ismakogie. Kann Ismakogie den Sport ersetzen oder umgekehrt? Gemeint ist natürlich Sport als Hobby – vom Kampfsport soll hier keine Rede sein. Da gibt es ein einfaches Beispiel, das eigentlich alles übrige erklärt: Stellen Sie sich vor, Sie sind eine gute Schifahrerin und kommen nach einer wunderschönen und nicht zu leichten Abfahrt strahlend in Ihr Hotel oder in Ihre Pension zurück und gehen, bevor Sie sich für den Abend „hübsch"machen, noch schnell auf einen Kaffee, einen Drink in die kleine Bar oder die gemütliche Gaststube. Sie setzen sich nieder, schlagen die Beine übereinander und lümmeln sich gemütlich auf den Tisch. Sie sind ja müde und haben also Anspruch darauf zu sitzen, wie Sie wollen. Würden Sie das auch tun, wenn Sie dieses Buch schon gelesen hätten? Wenn Sie sich mit der Ismakogie schon vertraut gemacht hätten? Nichts hindert eine Schiläuferin, eine Schwimmerin, eine Eisläuferin nach Ablegen der sportlichen Kleidung, in eine schlechte, weil falsche Haltung zu verfallen, sich gehenzulassen.

Damit ist die Frage eigentlich schon beantwortet. Jeder Sport hilft die Muskeln trainieren und festigen und ist als Zusatz eine durchaus empfehlenswerte Sache, kann aber niemals die Ismakogie ersetzen. Allein durch Fuß-Boden-Kontakt beim Sitzen und gleichzeitigem Heben des Oberkörpers aus dem Bekken – wobei die Schultern zurückgenommen werden bis zu dem Punkt, wo sich die schon vertrauten imaginären Hosenträger kreuzen, allein durch diese

Haltungsübung ist ein vollwertiger Ersatz für stundenlanges Turnen gegeben. Gelebte Ismakogie trainiert ihre Muskeln in ihrer Gesamtheit besser als Sport oder Gymnastik je vermögen.

Das Buch hat den Weg gewiesen. Und selbst der größte Skeptiker wird nicht umhin können, seine Umwelt, seine Mitmenschen, sich selbst ab sofort mit anderen Augen zu betrachten als bisher. Jede falsche Bewegung, jede falsche Haltung, die er bei anderen beobachtet, läßt zugleich seine eigene besser, richtiger werden. Und schon ist er dabei, das, was er gelesen hat, in die Praxis umzusetzen. Er steht am Anfang eines Weges, der ihn ohne Zweifel in ein gesünderes, schöneres Leben führen wird.

* Der in diesem Kapitel erwähnte „Twist-Boy" wird von der Firma Kurt Artmann, Auswertung eigener Patente, Wien 17, Blumengasse 75, hergestellt.

# VI. Die Haut und ihre Pflege

Die Haut ist die Abgrenzung unseres eigenen Ichs gegen die Umwelt. Und diese „Hülle unseres Ichs", der Schutz, der uns umgibt, hat zahlreiche Funktionen zu erfüllen. Unter anderem ist sie das Sinnesorgan für Tastempfindungen, für Temperatur-Wahrnehmungen (heiß, kalt), für die Stabilisierung der Körperwärme, ist Ausscheidungs- und Speicherorgan.

Häufig wird dieses größte und vielfältigste Organ unseres Körpers mit unserer Persönlichkeit identifiziert. Redensarten wie „Die arme Haut hat schon viel mitgemacht", oder „Das ist wirklich eine gute Haut, die gibt ihr Letztes her", „Der Mensch ist hautschlecht", versinnbildlichen die Personifizierung. Gute wie schlechte Erlebnisse aus dem Gefühlsleben gehen „unter die Haut", und „es ist zum Aus-der-Haut-Fahren", wenn manchmal alles schiefgeht.

Die Haut ist also untrennbar mit unserer Persönlichkeit verbunden und ist daher für jeden Menschen, ebenso wie sein Fingerabdruck, einmalig. Deshalb können Ratschläge zur Pflege der Haut nur schematisch gegeben werden.

Die Hautpflege, speziell in der Großstadt, hat nichts mit Eitelkeit zu tun, sondern ist absolute Notwendigkeit. Ist dieses Organ doch unser einziger Schutz gegen

Umwelteinflüsse, speziell gegen die Umweltverschmutzung. Sauberkeit ist Faktor Nummer eins neben der Körperpflege, angefangen von der Kopfhaut bis zu den Zehen. Grundsätzlich ist auch zur Reinigung der Gesichtshaut gegen Seife und Wasser nichts einzuwenden. Allerdings gibt es besonders empfindliche, trockene Hauttypen, die auch die mildeste Seife, und unter Umständen sogar Wasser, nicht vertragen. In diesen Fällen muß man auf Reinigungsmilch, Reinigungscreme oder Lotion ausweichen.

Es ist nicht damit abgetan, daß man sich die teuerste Creme kauft, welche in dem speziellen Fall vielleicht zu schwer, für die betreffende Haut vielleicht nicht pflegend, sondern sogar schädlich ist. Im allgemeinen kann man wohl behaupten, daß, je älter die Haut ist und je weniger sie in der Jugend gepflegt wurde, eine desto wirkstoffreichere, aus kostbaren Rohstoffen hergestellte Pflegeserie erforderlich sein wird.

Die Pflege der Haut wird nach Alter verschieden sein – vor allem nach dem jeweiligen Hauttyp. Eine trockene, und zwar sowohl fett- wie feuchtigkeitsarme Haut, muß anders gepflegt werden als eine normale oder fette.

Wie kann man aber nun selbst bestimmen, welchen Hauttyp man hat? Am besten nimmt man ein kleines Glasstückchen (ein Uhrglas) und preßt dieses an die Haut. Eines an die Wangenhaut, ein anderes an Nase oder Kinn. Bleibt das Glas völlig klar, dann handelt es sich um eine trockene Haut. Sieht man nach Abheben des Glases einen leichten Belag darauf, welcher auch nach einigen Minuten noch sichtbar ist, so handelt es sich um eine fette Haut. Gleich wieder verschwindender Belag kann durch Feuchtigkeit (Transpiration) bedingt sein. Diese „Glasprüfung“ soll zweckmäßig eine halbe Stunde nach der Gesichtsreinigung vorgenommen werden.

Ist die erste Jugend vorbei, dann kann man fast mit Sicherheit sagen, daß der natürliche Feuchtigkeitsfaktor der Haut verschwunden oder zumindest vermindert ist. Die Haut zeigt viele kleine Fältchen: Knitterfältchen, auch Trockenheitsfältchen genannt. Die durch mangelnden Feuchtigkeitsfaktor bedingte Trokkenheit der Haut kommt bei einer fettarmen ebenso wie bei einer normalen oder fetteren Haut vor. Dann genügt es nicht, der Haut von außen Flüssigkeit in irgendwelcher Form zuzuführen, denn die Haut ist nicht imstande, diese Flüssigkeit (Wasser, Nebel, Dampf und so weiter) aufzunehmen beziehungsweise in der Haut zu binden, sondern es muß der Haut ein Präparat angeboten werden, das den „Natural Moisture Factor“, also den Feuchtigkeitsfaktor enthält; denn nur dieser gibt der Haut die Möglichkeit, Flüssigkeit zu binden und damit die Trockenheitsfältchen zu beseitigen. Dieser sehr modern gewordene Feuchtigkeitsfaktor ist in vielen kosmetischen Präparaten enthalten, und man wird aus dem riesigen Marktangebot für fette oder normale Haut ein Feuchtigkeitsgelee (also fettfrei), für trockene Haut aber ein zumindest halbfettes Präparat mit dem Feuchtigkeitsfaktor wählen.

Austrocknend im Sinne von Feuchtigkeitsverlust wirken Sonnenbestrahlung und vor allem auch Zentralheizung. Anstelle eines Thermometers sollte in jedem Haus, insbesondere in Büro- oder sonstigen

Aufenthaltsräumen, ein Hygrometer hängen; denn ob der Raum zu heiß oder zu kalt ist, das spürt man; ob aber die Luft genügend mit Feuchtigkeit angereichert ist, das spürt man erst nach einiger Zeit. In Museen mit wertvollen Bildern ist ein Luftbefeuchter eine Selbstverständlichkeit. Sollen wir unsere eigene Haut schlechter behandeln als ein Bild?

In vorgerückterem Alter wird man der Haut auch verschiedene Wirkstoffe zuführen müssen, um bereits sichtbare Alterserscheinungen zu bekämpfen oder solchen vorzubeugen. Hier gilt wieder der Grundsatz: für fette Haut (meist zugleich auch großporig) verwendet man fettarme Nährpräparate (Gelees oder halbfette Cremes), für trockene Haut dagegen fette Cremes, mit verschiedensten Wirkstoffen angereichert. Eine ganz besondere Spezial-Nährcreme ist meistens für die unteren Augenlider ebenso wie für den Hals notwendig.

Die normale Gesichtspflege im Alltagsleben: morgens das Gesicht mit einer adstringierenden und belebenden Lotion abtupfen, die um so alkoholreicher sein soll – bis 27% –, je fetter die Haut ist. Für trockene Haut kann man auch eine völlig alkoholfreie Lotion, eine Kräuterlotion, verwenden.

Dann wird eine Creme aufgetragen, die die Haut vor Umwelteinflüssen schützen soll. Meist wird man zweierlei Präparate verwenden: ein fettarmes für Stirne, Nase und Kinn und ein anderes für die Wangen. Eventuell noch ein drittes für Augen und Hals. Über dieser Schutzcreme kann selbstverständlich auch Make-up oder Puder ohne Schaden für die Haut verwendet werden.

Abends ganz gründliche Reinigung: wurde Make-up verwendet, dann muß man mit Reinigungscreme, Reinigungsmilch, hydrophilem Öl oder ähnlichem abschminken. Die Reste dieser Abschminkpräparate müssen gründlichst entfernt werden, und zwar entweder mit Wasser oder einer ganz milden Seife (Creme-Seife) oder mit einer Lotion. Erst dann wird die typengerechte Nachtcreme aufgetragen.

Sonnenbestrahlung ist für die Gesichtshaut nicht unbedingt schädlich, wenn man ein geeignetes Sonnenschutzmittel verwendet und der Haut nach der Sonnenbestrahlung eine Creme oder ein Gelee mit dem Feuchtigkeitsfaktor zuführt.

Die Hausfrau neigt manchmal dazu, im Haushalt vorrätige Dinge zur Gesichtspflege zu verwenden, ähnlich dem „Resteessen", das zum Fettansatz führt. Beides kann schädlich sein. Kölnischwasser zum Beispiel ist ebensowenig eine Gesichtslotion wie ein Schnaps, selbst wenn er verdünnt ist. Kölnischwasser kann noch dazu bei Sonnenbestrahlung oder auch nur bei Einwirkung von ultravioletten Strahlen im Tageslicht braune Flecke hervorrufen (die sogenannte Berloq Dermatitis), welche nur durch eine ärztlich – kosmetische Behandlung zu beseitigen sind; auch Parfum soll nicht auf unbedeckt getragene Hautstellen gegeben werden. Ebenso sind die verschiedenen im Haushalt verwendeten Öle oder Fette nicht unbedingt als Kosmetika zu empfehlen.

Die Haut erneuert sich ununterbrochen, und so gibt es an der Hautoberfläche verhornte Zellen, welche durch die nachdrängenden Hautschichten abgestoßen werden. Manchmal erfolgt diese Abstoßung nicht rasch genug – die Folge ist eine fahl wirkende Gesichtshaut, die infolge der nicht abgestoßenen Hornzellen die ihr zugeführten Wirkstoffe nicht aufnehmen kann. Dann ist ein kosmetisches Peeling angezeigt. Die Haut ist danach sofort rosig, glatt, gut durchblutet und kann nun die für sie geeigneten Präparate mit den entsprechenden Wirkstoffen aufnehmen, ja direkt aufsaugen. Bei fetter Haut kann das Peeling ein- bis zweimal in der Woche gemacht werden, bei trockener Haut genügt es einmal im Monat.

Eine Wohltat für die Haut ist ab und zu eine Gesichtspackung, eine Maske. Fix und fertig zu kaufen gibt es Creme-Masken, welche die Haut verfeinern und erfrischen. Anti-Falten-Masken glätten und nähren, Nährmasken vermitteln der Haut Aufbaustoffe, Feuchtigkeitsmasken führen der Haut den Feuchtigkeitsfaktor zu, den sie benötigt, um Knitterfältchen verschwinden zu lassen.

Auch zu Hause kann man Masken (Gesichtspackungen) herstellen: Für trockene Haut: ein Eidotter mit etwas süßem Mandelöl oder Weizenkeimöl zu einer Mayonnaise rühren, mit einem Pinsel auftragen und nach dem Erstarren mit lauwarmem Wasser abwaschen.

Oder man trägt lauwarmes Mandel- oder Weizenkeimöl auf das Gesicht auf, bedeckt es mit einer dünnen Watteschicht und gibt darüber eine geschmolzene Paraffin-Maske (käuflich in einschlägigen Geschäften), welche man bis zum Erstarren auf der Haut beläßt.

Für fette Haut: Schnee von einem Eiklar, 35 Gramm Honig, 90 Gramm Weizenmehl mit einigen Tropfen

Zitronensaft verrühren und auftragen. Nach einiger Zeit mit lauwarmem Wasser abwaschen.

Gewöhnliche Hefe (oder Hefetabletten aus der Apotheke) rührt man mit etwas Wasser zu einem Brei an und trägt diesen als Packung auf das Gesicht auf. Nach ungefähr zwanzig Minuten wäscht man diese Packung mit lauwarmem Wasser wieder ab; man wird sich wundern, wie stark durchblutet die Haut nun ist. Ja, sie kann sogar so gerötet sein, daß es eine halbe Stunde oder länger dauern wird, bis sie ihre gewohnte, aber nun verbesserte Farbe wieder zeigt.

Auch Heilkräuter sind für die Pflege des Gesichtes beliebt, sowohl für Kompressen wie auch zum Waschen anstelle des harten Leitungswassers.

Für fette Haut eignen sich: Fichtenwipfel, Zinnkraut, Salbeiblätter, Johanniskraut, Ringelblumen, Holunderblüten, Käsepappel, Schafgarbe, Rosmarin und Kornblumenblüten.

Für trockene Haut: Kamillenblüten, Thymian, Lindenblüten, Lavendelblüten, Huflattichblätter, Labkraut und Königskerze.

Alle diese Heilkräuter sind auch als fertige Kosmetiktees für fette beziehungsweise trockene oder empfindliche Haut erhältlich.

Hautpflege wird im allgemeinen meistens nur als Pflege der Gesichtshaut verstanden. Doch sollte auch für die übrige Haut unseres Körpers oberstes Gebot die Reinlichkeit sein. In dieser Hinsicht wäre noch viel Aufklärungsarbeit notwendig.

Restprodukte der Ausscheidung, Salze des verdunsteten Schweißes, Staub und Schmutz müßten eigentlich eine tägliche Ganzwäsche unseres Körpers zur

Selbstverständlichkeit machen. Ob diese morgens oder abends erfolgt, ist wahrscheinlich eine Frage der Gewohnheit und des Lebensrhythmus, und im Zweifelsfalle ist eine nochmalige Waschung jedenfalls besser und gesünder als keine.

Die Japaner – und sei es auch der einfachste unter ihnen – würden unsere für ihre Begriffe primitive Art des Waschens als barbarisch ansehen. Ein Bad in Japan, dem eine gründliche Reinigung des Körpers vorausgeht, ist der Erholung gewidmet.

Übigens wird auf die Ausstattung unserer modernen Badezimmer von Jahr zu Jahr mehr Sorgfalt verwendet. Der Trend, diesen Raum, der reiner Zweckmäßigkeit diente, in einen Wohnraum umzugestalten, findet immer mehr Anhänger. Grundsätzlich aber ist zu sagen, daß eine Ganzwäsche des Körpers kein Luxus, sondern tägliche Pflicht sein sollte.

Über die Verwendung von Seife bei der täglichen Reinigung ist schon häufig diskutiert worden, und viele Stimmen erklärten diese Art der Reinigung für übertrieben und hautschädlich, weil durch die Seife zuviel Hautfett entzogen würde. Das mag bis zu einem gewissen Grad stimmen, doch ist der reinigende Effekt von so überragender Bedeutung, daß man das kleinere Übel mit in Kauf nimmt. Um das durch die Seife entzogene Fett der Haut wieder zuzuführen, verwendet man eben selbstverständlich nach der Reinigung (Dusche oder Bad) eine hautpflegende Milch.

Für manche Menschen bedeutet das Bad einen reinen Sinnengenuß, den sie sich so oft wie möglich gönnen. Phantasiebegabte suchen Anregung in ihrer Badewanne, Kummerbeladene (meistens wird es wohl

Liebeskummer sein!) Trost und Zuflucht. Sie sind es auch, die das Genießen durch verschiedene Badezusätze noch zu verfeinern suchen. So ist seit altersher das Heublumenbad bekannt, welches gegen alle möglichen Wehwehchen angewendet wird; das Hopfen- oder Baldrian-Bad wiederum soll besseren Schlaf gewährleisten, das Rosmarin-Bad die Zirkulation anregen und das Lavendelbad seines Duftes wegen sehr beliebt sein.

Um ein Kräuterbad jedoch zur vollen Wirkung zu bringen, wären 250 Gramm getrocknete Kräuter notwendig. Man bevorzugt daher Kräuterextrakte. Noch ist die Frage nicht geklärt, ob es nicht überhaupt die Aromastoffe sind, welche die anregende, belebende, dämpfende oder beruhigende Wirkung eines Badezusatzes bedingen.

*Ein* Badezusatz soll nicht unerwähnt bleiben, wenn er auch aus Großmutters Geheimrezeptbuch stammt: Hefe, gewöhnliche Bäckergerm, wird mit Wasser zu einem Brei angerührt, etwas stehengelassen und dann in einem Leinensäckchen in die Badewanne gehängt. Die wohltuende Wirkung dieses Wundermittels ist tatsächlich für unsere Haut und unseren Organismus enorm.

In diesem Zusammenhang ein Wort zu den so beliebten modernen Schaumbädern. Sie sind eine typische Erfindung unserer Zeit. Von einfach bis unendlich kostbar, von Plastikverpackung bis zu teurem Kristallglas – sie sind in fast jedem Badezimmer anzutreffen und schon längst kein Vorrecht der Begüterten mehr. Doch das wohlige Dahindämmern in einem Schaumbad kann niemals die gründliche Reinigung durch Seife und Bürste ersetzen. Die durchblutungsfördernde gründliche Bürstenmassage wird nicht von jedermann als angenehm empfunden, doch kann man sich durch Steigerung von einer weichen bis zu einer ganz harten Körperbürste daran gewöhnen. Jedenfalls entzieht der schaumbildende Badezusatz der Haut mehr Fett als eine Seife, sofern er nicht mit einem Rückfettungsmittel versehen ist.

Die Trägheit, ein Merkmal unserer Wohlstandsgesellschaft, hat sich auch auf unsere Badegewohnheiten übertragen. Man sitzt in einem Schaumbad, sprüht Deodorant oder Anti-Transpirant in die Achselhöhlen, verwendet Intim-Spray für den Intimbereich und glaubt nun, das Möglichste für seine Reinigung, für die Pflege seines Körpers getan zu haben. Das Gegenteil ist der Fall: alle Sprays können das Waschen niemals ersetzen. Sie können nur äußerst wichtig sein bei berufstätigen Menschen, die stundenlang keinerlei Möglichkeit haben, sich zwischendurch zu waschen. Auch für längere Reisen haben Sprays als Erfrischungsmittel ihre Berechtigung; besonders dann, wenn Menschen unter unangenehmem Körpergeruch leiden. (Das Teuflische dabei ist, daß diese Menschen selbst von ihrer unangenehmen Ausdünstung gar nichts wissen, und es gibt wenige Freunde, die den Mut haben, sie darüber aufzuklären.) Der Geruch stammt von den Duftdrüsen, das sind besonders große Schweißdrüsen oder Drüsen mit übermäßiger Schweißproduktion und den auf der Haut verbleibenden Zersetzungsprodukten des Schweißes. Diesen Geruch mit Parfum, Eau de Toilette oder anderen Duftstoffen überdecken zu wollen, ist falsch. Bei dem durch Zersetzung des Schweißes entstehenden Geruch hilft nur gründliche Reinigung. Der durch die Duftdrüsen hervorgerufene Geruch bedingt den Eigengeruch jedes Menschen, der gerade für ihn spezifisch ist. Aus dieser Tatsache resultiert die Redensart: „Den Menschen kann ich nicht riechen!“ Anderseits stellt dieser spezifisch persönliche Geruch auch eine große Anziehungskraft dar, was Sympathie, aber auch was Sex betrifft.

In überfüllten Straßenbahnen, Kinos und überhaupt überall dort, wo es Menschenansammlungen gibt, wird uns bewußt, wie besonders wichtig die Pflege der Haut unseres ganzen Körpers ist. Nicht nur was den Geruch allein betrifft. Im Sommer oder bei festlichen Gelegenheiten oder immer dann, wenn größere Hautpartien frei zur Schau gestellt werden, zeigt sich das Kriterium echter Hautpflege. Die wichtigsten Stellen außer Gesicht, Dekolleté und Rücken sind: Ellbogen, Hände, Knie und Füße, also Stellen, die leicht zur Verhornung neigen. Es gibt keinen zwingenden Grund, diese exponierten Hautstellen rauh, rissig oder schwielig dem Mitmenschen zu präsentieren. Auch alle diese Stellen sollten so gepflegt sein, daß es nicht notwendig sein müßte, sie zu verstecken. Ein Peeling mit nachfolgendem Ölbad (süßes Mandelöl!), eine Abreibung mit Bimsstein und tägliche Pflege mit entsprechender Körpermilch genügen in den meisten Fällen, um diese Vernachlässigung (Schlamperei!) wieder auszugleichen.

Wenn uns auch manchmal zum „Aus-der-Haut-Fahren“ zumute ist oder wir am liebsten unsere Haut „an den Nagel hängen“ möchten, so ist uns zum

Unterschied zu manchen Beispielen aus dem Tierreich diese Möglichkeit des Hautwechsels verwehrt. Wir sind gezwungen, uns mit unserer Haut abzufinden, ob wir wollen oder nicht.

Wenn auch die Pflege dieser für uns einmaligen Haut differenziert sein müßte, so bleibt doch etwas allgemein gültig: *Reinigung und Pflege darf, soll nie ein Luxus sein, sondern Selbstverständlichkeit!*